日本エム・イー学会監修
臨床工学シリーズ 1

医 学 概 論（改訂版）

前日本通運東京病院院長 元虎の門病院部長	医学博士	江 部　　　充
茨城県筑西保健所長		緒 方　　　剛
元東京大学教授 聖学院大学教授	医学博士	郡 司　篤 晃
二葉看護学院学院長 日本看護学校協議会会長		山 田　里 津

共 著

コロナ社

臨床工学シリーズ編集委員会

	元杏林大学教授	医学博士	伊藤 寛志
	東京女子医科大学名誉教授	医学博士	太田 和夫
	神奈川県立保健福祉大学教授	工学博士	小野 哲章
代表	上智大学名誉教授	工学博士	金井 寛
	東京大学名誉教授	工学博士	斎藤 正男
	東京大学名誉教授	医学博士	都築 正和

(五十音順,2007年3月現在)

序

　近年の医療機器の高度な発達に伴い，これらの機器を安全・有効に活用するために工学技士が必要となり，臨床において多数の技士が働いている．昭和62年，関係各位の努力によりこれらの工学技士のために，臨床工学技士法が制定された．これに伴って，臨床工学技士の教育が差し迫った重要な問題になり，日本エム・イー学会CE委員会が中心になり，日本医科器械学会，透析療法合同専門委員会の協力を得て，適正な教科書の早期発行を検討してきた．

　臨床工学技士は将来の医療機器の発展に対応できるよう，臨床における工学的問題に広く対処できる能力を持つことが必要とされている．このためには工学的基礎を体系的に理解することがきわめて重要であるが，同時に医学の基礎知識を修得しなければならない．3年という短い養成期間に工学と医学双方の基礎を理解させるよう教育することはたいへん困難で，従来の工学教育および医学教育を縮めるだけではとても不可能である．そこで臨床工学的視点に立った工学および医学の教育が必要となる．しかしこれまでこのような観点からの教科書はまったくなかった．

　本シリーズはこのような状況を踏まえ，臨床工学技士の学校教育にはもちろん，臨床工学を体系的に学びたい医療関係者のニーズにも十分応えられるよう企画したものである．

1990年1月

「臨床工学シリーズ」編集委員会
代表　金井　寛

改訂に当たって

　本書が出版されたのは1991年6月である。新しく21世紀に入って1年が経過した。この11年間の医用工学機器の進歩と，それによる技術の変わり方は急激である。したがって，医療の分野での臨床工学技士の働きの重要さが増すとともに，その期待も大きい。

　本書はもともと臨床工学技士の，法規に基づく養成施設で使用する教科書となることを目標として出版されたものである。「公衆衛生学」，「医学概論」，「看護学概論」，「関係法規」の4教科目を1冊としてまとめてある。これら4教科目は内容的には相互に特別な関連はない。しかしこの11年の間に，それぞれの教科目について現在の医療の進歩に適応した改定を必要とする事柄が多々ある。各著者はこれらの点に留意して改訂を行ったが，統計的な図表や法規の改正などは今回特に留意がなされている。

　今回改訂された本書が，現在教育をうけている学生諸君のみならず，現在すでに臨床工学技士として現場で働いている方々の知識と技術の向上に役立つことを願っている。

　2002年3月

　　　　　　　　　　　　　　　　　　　　　　　　　　　　江部　　充

目　　次

1　公衆衛生学

1.1　概　　論 …………………………………………………………… 1
　1.1.1　社会保障 ……………………………………………………… 1
　1.1.2　公衆衛生 ……………………………………………………… 2
　1.1.3　公衆衛生の技術 ……………………………………………… 5
　1.1.4　公衆衛生の実践 ……………………………………………… 7
　1.1.5　健康の指標と人口動態統計 ………………………………… 12
　1.1.6　疾病構造の変化 ……………………………………………… 20
　1.1.7　予防対策の変化 ……………………………………………… 23
1.2　各　　論 …………………………………………………………… 24
　1.2.1　地域保健 ……………………………………………………… 24
　1.2.2　学校保健 ……………………………………………………… 30
　1.2.3　産業保健 ……………………………………………………… 30
　1.2.4　環境保全 ……………………………………………………… 32
　1.2.5　医　　療 ……………………………………………………… 33
参考文献 ………………………………………………………………… 36
演習問題 ………………………………………………………………… 37

2　医学概論

2.1　医学と医療 ………………………………………………………… 38
2.2　医学の歴史 ………………………………………………………… 39
　2.2.1　原始時代の医療 ……………………………………………… 39
　2.2.2　古代の医療 …………………………………………………… 40

2.2.3　ギリシャ医学 …………………………………… 42
　2.2.4　中世医学 ……………………………………… 47
　2.2.5　ルネッサンス医学 ………………………………… 48
　2.2.6　17世紀の医学 ……………………………………… 50
　2.2.7　18世紀の医学 ……………………………………… 51
　2.2.8　19世紀の医学 ……………………………………… 52
　2.2.9　20世紀の医学 ……………………………………… 58
　2.2.10　日本の医学の歴史 …………………………………… 61
2.3　日本における医学教育と医療体制 ……………………………… 62
　2.3.1　医療職と教育 ……………………………………… 63
　2.3.2　医療体制 ………………………………………… 63
2.4　医学と工学 …………………………………………… 67
2.5　医療と社会 …………………………………………… 71
2.6　医療従事者の倫理と患者の人権 ……………………………… 79
2.7　臨床工学技士の責務 ……………………………………… 81
2.8　医療過誤，医療事故，医事紛争 ……………………………… 84
参考文献 ……………………………………………………… 85
演習問題 ……………………………………………………… 85

3　看護学概論

3.1　看護の歴史的変遷 ………………………………………… 88
　3.1.1　欧米の看護 ……………………………………… 88
　3.1.2　我が国の看護 …………………………………… 92
3.2　看護学教育の使命 ………………………………………… 94
　3.2.1　看護学教育とは …………………………………… 94
3.3　医療技術教育の現状 ……………………………………… 96
　3.3.1　医療技術者の種類と養成制度 ……………………… 96
　3.3.2　養成学校数の現状と推移 ………………………… 98

3.3.3　これからの医療技術教育 …………………………………… 98
3.4　看　護　の　概　念 ……………………………………………………… 99
　3.4.1　看　護　と　は …………………………………………………… 99
　3.4.2　看護の機能と看護チーム ………………………………… 107
　3.4.3　病　気　と　看　護 ………………………………………………… 109
　3.4.4　患者への接近 ……………………………………………… 116
　3.4.5　臨床工学技士と看護 ……………………………………… 118
参　考　文　献 ………………………………………………………………… 126
演　習　問　題 ………………………………………………………………… 126

4　関　係　法　規

4.1　医療関係者の法 …………………………………………………… 128
　4.1.1　医療関係者の資格と免許 ………………………………… 128
　4.1.2　各種の医療関係資格と業務 ……………………………… 130
　4.1.3　養成と資格取得 …………………………………………… 135
　4.1.4　名　称　独　占 ………………………………………………… 136
　4.1.5　業　務　独　占 ………………………………………………… 137
4.2　臨床工学技士法（業務）………………………………………… 144
　4.2.1　臨床工学技士法の沿革と目的 …………………………… 144
　4.2.2　資　格　と　業　務 …………………………………………… 145
　4.2.3　チ　ー　ム　医　療 …………………………………………… 148
　4.2.4　患者との関係 ……………………………………………… 153
　4.2.5　個　別　業　務 ………………………………………………… 153
4.3　臨床工学技士法（資格の取得）………………………………… 159
　4.3.1　養成（国家試験受験資格）………………………………… 159
　4.3.2　国　家　試　験 ………………………………………………… 166
　4.3.3　免　　　　許 ………………………………………………… 168
4.4　医　　　療　　　法 ……………………………………………………… 170

4.4.1　医療に関する基本的事項 ……………………………… 170
　　　4.4.2　医療施設の法 …………………………………………… 170
　4.5　その他の法 …………………………………………………… 173
　演　習　問　題 …………………………………………………… 174
臨床工学技士法 ……………………………………………………… 177
臨床工学技士法施行令 …………………………………………… 188
臨床工学技士業務指針 …………………………………………… 189

　演 習 問 題 解 答 …………………………………………………… 201
　索　　　引 ………………………………………………………… 202

1 公衆衛生学

1.1 概 論

1.1.1 社会保障
〔1〕福 祉

　我が国は憲法25条によって，国民が「健康で文化的な最低限度の生活をする権利」を保障している．そのため，「国はすべての生活部面において，国民の福祉，社会保障など公衆衛生の向上及び増進に努めなければならない」としている．

　先進国においては放置すれば最低生活も保障されない可能性のある社会的弱者に対し，政府が代わって援助の手を差し伸べている．社会的弱者とは，例えば，身心に障害のある者，老人，児童，母子家庭などで自立して生活することが困難な者などである．これらの財源は，国民の税金によって賄われているので，政府が富の再配分の機能を果たしている，と見ることができる．このように，国民が皆幸せに暮せることを目的とした諸活動を福祉という．福祉は社会保障の最も重要な内容の一つである[†]．

[†] 社会保障は英語では social security といい，年金や生活保護など主に経済的な支援を意味する．現在，我が国では社会保障は① 年金，② 医療，③ 福祉を含むとされている．

近年，我が国は国民の努力によって経済的には発展したが，一方，核家族化や女子の労働力化が進み，必ずしも経済的に貧困でない人でも，種々の福祉サービスを必要とするようになってきた。すなわち，以前には，政府が困窮者に対して，本当に困っているかどうかを判定し，福祉サービスを提供することを決定していた。これを措置するという。このような福祉は，いわば支援が「必要」かどうかを，第3者が判断し，必要な人を選び出してサービスを提供するので選別的福祉と呼ばれている。しかし今後はだれもが福祉の世話になる可能性をもっており，それぞれの「需要」に応じた福祉サービスを提供していくいわば普遍的福祉の時代になるといわれている。

〔2〕 医　　療

病気になることは，患者およびその家族に対し，きわめて壊滅的な影響を与えることが多い。そこで，我が国では，国民はすべて，健康保険に加入することを義務づけている。保険とは危険の分散化で，多くの人々で保険料を積み立てて，不幸にして，その危険に陥った人の費用を負担する仕組である。我が国の健康保険の場合は，保険料が所得に対し累進的に徴集されているので，若干の富の再配分機能ももっている。

1.1.2　公　衆　衛　生

〔1〕 公衆衛生の概念

経済的に豊かであっても，その社会で疫病が流行していたり，空気や水や食物が健康に有害な物質で汚染されていたのでは，健康で文化的な生活を送ることはできない。したがって公衆衛生活動は，いかなる社会にあっても重要な活動である。

公衆衛生は広い概念と狭義のものがある。最も広義の定義は，C. E. A. Winslow の公衆衛生の定義である。この定義の主文は"公衆衛生は……によって疾病を予防し，生命を延長し，健康と能率を増進する科学であり技術である"というものである。ここで，生命を延長する科学と技術とは，医療のことである。したがってこの定義によれば，公衆衛生は予防と医療と健康増進の科学と

技術である。これが広義の公衆衛生である。文中の点線の部分には，公衆衛生活動の方法が具体的に書かれている。この部分で最も大切なものは，"組織立った地域社会の努力"によるとしている点である。

国民の健康を守る活動は，このように幅広いものであるが，どのような方法でこれらのサービスを確保しているかを国際的に見るならば，かなりの違いがある。例えばイギリスにおいては，予防，医療とも国が行政サービスとして行っている。我が国においては，予防活動は主に政府が行っているが，医療は行政サービスとして提供されているわけではない。そのため，我が国で公衆衛生というと，一般には医療を除いた健康を守る活動，すなわち，医療を除いた健康増進や疾病の予防の科学と技術であるという狭義の意味が強い。

〔2〕 予防活動の分類

図1.1は疾病の経過とそれぞれの時期における予防活動を対応させたものである。横軸が時間経過で，縦軸は疾病による傷害の程度である。この図は感染症を仮定しているので，まず，病原体の侵入から始まり，病原体が生体防御機構を破って感染が成立し，傷害がある程度進むと，診断ができる程度となる。さらに傷害が進めば死に至るが，多くの場合には完全に治癒する。ある場合には障害を残すことがある。また，障害が軽快しない場合が慢性化した状態である。そのそれぞれの傷害の段階に対応した予防活動がある。

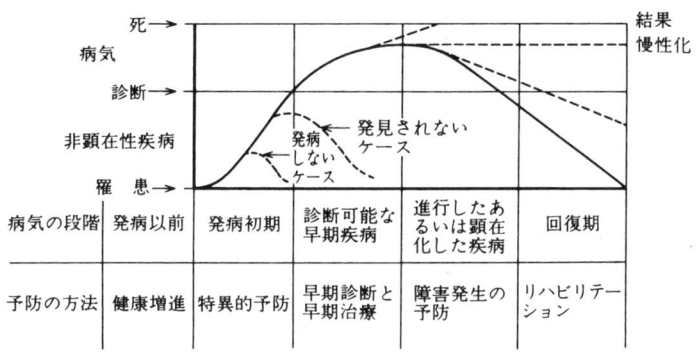

図1.1 疾病の自然史と予防対策

疾病に罹患する以前に行う，健康を保持・増進するための非特異的な諸活動を健康増進という．

特異的な予防の典型例は予防接種である．免疫が付与されていれば，その病原体が入ってきても感染は成立しない．

以上は，病気にならないための予防であるので，二つをあわせて一次予防（primary prevention）と呼ぶ．

疾病に罹患し，その傷害が診断できる程度にまで進んだ段階で，早期に発見し早期に治療を行うことによって，疾病を予防しようとする活動を，二次予防（secondary prevention）という．この典型例は，結核や癌の集団検診である．

臨床的な治療やリハビリテーションも，考えようによっては，障害の残ることをできるだけ少なくする予防活動と見ることもできるので，この二つをまとめて，三次予防（tertiary prevention）という．

我が国では人口が急速に高齢化し，慢性疾患をもった人々が増えてくる．そのような人々は，病気が再発したり，続発症をおこしたりする危険が，健康な人々よりも高い．したがって，そのために特別の予防を心掛けることが必要である．しかし，我が国ではまだこのような活動やサービスが十分行われているとはいい難い状況である．したがって，筆者はこれを四次予防と呼んで，その充実を主張している．

〔3〕 ヘルスプロモーション

世界保健機関（World Health Organization, WHO）は，1986年11月，カナダのオタワで国際会議を開き，「ヘルスプロモーションに関する憲章」を採択した．この憲章の趣旨はつぎのようである．

現在，世界の先進工業国においては，生命に対する危険因子（risk factor）は，ほとんどすべて生活習慣の中にある．したがってこれから，これらの国における予防活動の中心は生活習慣を健康なものに変えていくことが必要である．個人の生活習慣を形づくるものは，その個人と，個人を取り巻く環境であり，この環境とは，自然から社会文化的環境までを含む広い意味での環境である．したがって，生活習慣を健康なものにしていく活動は，個人に対する働き

かけと同時に，その環境も健康に寄与するものにしていかなければならない。

したがって，もはやこれらの国々における保健の問題は，保健の領域にとどまっていたのでは解決しない。そのよい例が喫煙の問題である。国の政策の原則の一つに健康という概念を入れていかなければならないし，地方自治体，地域における活動もこのような考え方で進めなければならない。そのような方向へ保健活動を方向転換しなければならない。このような活動こそ，新しい公衆衛生だとした。

この憲章の主張は，我が国の場合にも当てはまる。このような新しい公衆衛生の概念を健康増進と訳すと，前に述べた一次予防の一つとしての健康増進と誤解される可能性があるので，ここでは，ヘルスプロモーションとしておく。

1.1.3　公衆衛生の技術
〔1〕疫　　学

臨床医学が個人を対象にするのに対し，公衆衛生は公衆，つまり人間の集団を対象にする。個人だけを観察していてもわからないことが，集団を観察することによりわかってくることがある。例えば，原因不明の病気が流行したような場合には，地理的にあるいは時間的に，集団の中における疾病の発生状況などを詳しく調べることにより，その原因の解明がなされることが多い。また，成人病と生活習慣との関係を調べるにも，一定の集団を対象にして調べると，その関係は明らかになってくる。

したがって，疫学とは人間集団を対象として，人間の健康およびその異常の原因を研究し，人間の健康増進や予防に役立てようとする学問である。疫学はその手法によって，つぎの三つに分類されている。

① 記述疫学　人間集団の健康や疾病の様態を正確に把握する基本的な疫学。
② 分析疫学　上記の現象の原因や危険因子との関係を分析する疫学。
③ 実験疫学　上記の疫学で明らかになってきた原因や危険因子を，人為的に除去したり是正したりすることによって，その影響を明らかにしようとする疫学。

①，②，③の順で得られる情報や知識は確かなものになるが，それを実施するのもその順にたいへんになる。

〔2〕 予防接種

生態学的に見るならば，人間も環境の中における生態系の一要素であり，それらの要素はたがいに影響し合っている。これを人間を中心に見ると，環境は物理的・化学的・生物学的環境に分けることができる。これらの環境が人間の生存に適さないものになると人間の健康は障害される。その原因が物理的・化学的要因である場合には，その要因を取り除いたり，人間を保護したりしてその影響を受けないようにする対策がとられてきた。放射線や重金属に対する対策などがそれである。

他の生物によって健康が障害されることもある。微生物が体内に侵入することによっておこる健康障害を感染症と呼ぶ。微生物は，その大きさにより，ウイルス，リケッチア，細菌，原虫，寄生虫，ダニなどに分類される。これらの感染症予防の基本は感染源を断つことである。しかし，ウイルス感染のように，その感染源を断つことが困難であったり，免疫という生体防御機構を付与しやすい場合には，予防接種による対策が中心となってきた。

したがって，安全で有効なワクチンを開発することは，公衆衛生の大切な研究領域である。

〔3〕 集団検診

集団検診（mass screening）とは，人間の集団に対して，一定の検査を行うことによって，知らないうちに疾病に罹患している人々をできるだけ早く効率的に見つけ出し，早期に治療することによって，疾病を予防しようとする活動である。

このような方法がはじめて用いられたのは，結核や梅毒のような慢性の感染症に対してであった。したがって，当初は，集団検診の目的は二つあった。患者を早く診断し早く治療することによりその人を救おうといういわば個人救済と，早期に患者を発見することによりその疾病が社会に蔓延することを防ごうといういわば社会防衛であった。

集団検診は，このように当初は見つけようとする疾患がはっきりしていた。また，効率を向上させるために，臨床とは違った検査法の開発も行われ，集団検診はしだいに公衆衛生の固有の技術となっていった。

一方，検査の自動化が進むことによって，同時に多くの検査を行えるようになっていった。これは多相検診（multiphasic health screening）と呼ばれた。さらに，コンピュータの導入などにより自動化が進み，自動化総合検診（Automated Multiphasic Health Testing, AMHT あるいは最後に Services を付して AMHTS）と呼ばれるようになった。

こうなると，普通の健康診断と目的においても同じになってきた。このため検診と健診が混乱して用いられている。

1.1.4 公衆衛生の実践

〔1〕 公衆衛生行政

（a） **公衆衛生行政とは**　公衆衛生行政とは，最も簡単にいうなら，"国が行う公衆衛生活動である"と定義できよう。

さらに詳細な定義はつぎのようである。"（公衆）衛生行政とは，公衆衛生向上のために，国，地方自治体などの公の責任において，計画的に必要な条件—人，物，予算，組織など—を整え，さらに必要なサービスを実施する働きであり，また公衆衛生の質の向上を図る働きである。"この定義は，行政の計画性が重要であることなどを強調している。

我が国における予防活動は，行政が主に提供している。したがって，仕事の量も，またその財源も政府が支出するものがほとんどである。それに対し，医療サービスは，民間の医療機関が多くの部分を提供しており，その費用は一部の例外を除いて健康保険制度によって賄われている。一部の例外とは，結核や精神疾患の一部，医療保護などの医療費が公費によって支払われている。

このような事情は，世界各国において，著しく異なっている。例えば，先にも述べたが，1990年頃まではイギリスやヨーロッパの多くの国々においては，予防，医療サービスともに国により提供されていた。

(b) 公衆衛生行政の組織

1) 国および地方自治体の組織　公衆衛生活動は人間の集団を対象に行われてきた。人間集団を一定の地域に居住している集団としてとらえるとき，その集団を地域集団と呼ぶ。人間が働いている場所で集団をとらえた場合，その集団を職域集団あるいは労働集団という。学校も一つの集団で，これを学校集団という。我が国の公衆衛生行政は，特に対人保健行政は，この集団ごとに行われていた。すなわち地域集団を厚生省，労働集団を労働省，学校集団を文部省がそれぞれ所管していた。2001年の行政改革で厚生省と労働省が併合されたため地域集団と労働集団は厚生労働省という一つの官庁が所管することになった。食品衛生，環境衛生は厚生労働省が所管であるが，自然保護，大気および水質の保全については環境省が所管している（**表1.1**）。

表1.1　我が国の公衆衛生行政

(対象集団)	(国)	(地方)
地域集団	厚生労働省	衛生部（環境・保健部，厚生部） 保健所 市町村保健センター
学校集団	文部科学省	教育委員会
労働集団	厚生労働省	労働基準監督署
自然保護・水質・大気保全	環境省	（衛生部局で所管していることが多い）

　各省庁に対応して，地方自治体にもそれぞれ所管の組織がある。都道府県では，比較的大きな県では衛生部，小さな県になるに従い，環境行政と一緒になり，環境保健部等の名で呼ばれ，さらに福祉関係も含めて，厚生部等と呼ばれたりしている。都道府県，保健所法で定める政令市，および特別区は保健所をもっており，住民に対する直接の窓口となっている。老人保健法の施行責任が市町村に与えられたことに伴い，市町村による市町村保健センターの設置が進められている。このように我が国では行政の地方分権化が推進されつつある。

　地方自治体における文部行政は教育委員会によって，労働行政は県とは別に直轄の労働基準監督署を通じて行われている。

2) 保健所 保健所は，保健所法に基づき設置，運営されている．保健所を設置している団体は，都道府県，全国 32 の政令市（161 か所）†，東京都の 23 の特別区である．

保健所は，昭和 12 年 4 月保健所法によって発足した．当時は，結核，急性伝染病，寄生虫対策，母子衛生，栄養改善が主な業務であった．戦後の昭和 22 年，同法が全面的に改正され，それまで警察の行っていた衛生監視業務が移管され，その地域社会の協調のために，保健所運営協議会が設けられた．

その後も保健所は，地域における公衆衛生行政の第一線機関として活動してきた．また，その充実のために種々の努力が払われてきた．しかし，近年，感染症の減少や環境衛生の水準の向上，また老人保健法の実施主体が県ではなく市町村となったことに伴い，特に政令市や特別区以外の保健所の在り方が問われている．保健所の主な業務は **表 1.2** のとおりである．

表 1.2 保健所業務（保健所法第 2 条）

保健所は地方における公衆衛生の中心機関として，管内におけるあらゆる公衆衛生の向上および増進に関する事項につき指導および必要な事業を行うが，その主なものはつぎのとおりである．
- ア）衛生思想の普及及び向上に関する事項
- イ）人口動態統計に関する事項
- ウ）栄養の改善及び飲食物の衛生に関する事項
- エ）住宅，水道，下水道，廃棄物の処理，清掃その他の環境の衛生に関する事項
- オ）保健師に関する事項
- カ）公共医療事業の向上及び増進に関する事項
- キ）母性及び乳幼児並びに老人の衛生に関する事項
- ク）歯科衛生に関する事項
- ケ）衛生上の試験及び検査に関する事項
- コ）精神衛生に関する事項
- サ）結核，性病，伝染病，その他の疾病の予防に関する事項
- シ）その他地方における公衆衛生の向上及び増進に関する事項

また内容ではなく，業務の種類で見ると，以下のように分類できる．

① 指導業務：この業務は，所内において個別的な来所者に対してなされたり，特定の対象者を集めて集団的に行われたりする．

---

† 近年は市町村合併が進行し，政令市は増加する傾向にある．

② 知事等から保健所法第3条に基づき委任された業務：この委任の対象となる業務には，地方公共団体に属する事務のほか，国の機関として知事等が処理する事務も含まれている．
③ 各種法規により保健所長が処理するものとして規定されている事務：精神衛生法，結核予防法，伝染病予防法，予防接種法，食品衛生法，医療法等各種の法規により保健所長の職権として規定されている事務であり，その内容は，各種届出の受理，知事への報告，処分に対する指示，許可，確認証明等の交付等である．
④ 経由事務：保健所は，都道府県，政令市，特別区の出先機関として非常に多数の経由事務を取り扱っている．
⑤ 受託事務：結核予防法に基づく一般住民の定期健康診断，老人保健法に基づく健康診査等，本来，市町村等が実施義務者と定められている業務を当核実務義務者から委託を受けて保健所が実施するものである．
⑥ 治　療：保健所は原則として治療を行わないが，例外的に，公衆衛生の向上を図るため，結核，性病，歯科疾患に限りその治療を行えることになっている．現実には沖縄県が結核の治療を行っているのみである．
⑦ 試験検査：保健所は地方における公衆衛生の向上および増進を図るため，必要に応じて試験検査の設備を備えることになっており，試験検査機能の充実は公衆衛生の科学的水準の向上を図り，保健所業務を遂行するために不可欠な要請である．

　保健所の人件費等の運営については，従来，国庫補助により運営されてきたが，行政改革の一環として，人件費などの主な経費については昭和59年度から交付金となり，さらに現在は交付税に含まれている．

　3）　**市町村保健センター**　　厚生労働省は，昭和53年から計画的に，市町村に市町村保健センターを整備することを進めてきた．これは当初は，施設に対する補助だけで人件費の補助がなかったために，必ずしも整備は進まなかった．しかし昭和57年の老人保健法の施行に伴う，基盤整備の一環としてその整備が進められることになった．その数はまだ保健所の数にも達していない

が，今後は市町村レベルの対人保健サービスの拠点となるであろう。

　4）**下部機構**　公衆衛生活動は，住民に役所の窓口に来てもらってサービスを行うような比較的事務的な業務と異なり，科学的，技術的にもきわめて高度で専門的な行政サービスである。また，多くの関係者の協力がなくしては実効をあげることができない性格のものである。したがって，たんに行政組織ばかりでなく，その下部機構の協力が必須である。公衆衛生活動に関係の深い下部機構には，つぎのようなものがある。

① 職能団体：医師会，歯科医師会，薬剤師会（以上を合わせて三師会と呼び慣わしている），獣医師会，看護協会，栄養士会など
② 目的別の公益法人等：結核予防会，成人病予防協会，厚生連，日本赤十字社
③ ボランティア：結核予防婦人余，成人病予防婦人会，栄養改善推進員，難病や在宅ケアの支援のための民間組織など
④ 産業および流通機構

　5）**公衆衛生におけるマンパワー**　公衆衛生はきわめて専門性の高い活動であるので，その質の確保のために，多くの身分制度が設けられている。専門職種には，身分法といわれる法規が存在し，資格制度を定めているものが多い。身分法には，医師法のように，免許をもたない者がその業務を行うことを禁じたり，免許をもたない者が同一あるいは似た名称を用いることを禁じていることが多い。前者を業務独占，後者を名称独占といい，それぞれの違反には罰則を伴っている。

　看護師は名称独占であると同時に業務独占であるが，医師が同様の業務を行うことを禁じてはいない。したがって，部分的な業務独占といえよう。臨床工学技士についても同様であり，医師，看護師が同様の業務を行うことを禁じてはいない。

〔2〕**健康教育**

　健康教育は，人々に自分の健康を守る能力を付与することであり，いつの時代でも，どのような状況でも公衆衛生の最も基本的な活動である。

人間の健康行動は，健康に関する知識，態度，直接の動機により決まってくることが知られている。したがって，健康教育も，それらの要素を健康に向けて改善していくことが目的となる。

近年，我が国の健康水準が高まり，長寿社会となり，生命を奪う主なる原因が慢性疾患となると，その危険因子のほとんどが生活習慣の中にあるようになった。それに伴い，予防の中心も以前の感染症対策のようなものから，生活習慣の改善に移行してきた。したがって，個人の責任も大きくなると同時に，健康教育の重要性も大きくなってきた。

健康教育の理想は，人々が皆，健康の専門家と同程度の知識をもつことであろうが，それは現実的には無理なことであり，人々の人生のそれぞれの時や場所で，必要な情報が与えられることである。子供の時代，学校において，また婦人であれば結婚，妊娠，出産のときに，また職場や地域において，適切な情報が提供されるようになることが大切である。

1.1.5 健康の指標と人口動態統計

〔1〕 健康度の測定

健康の定義で最も有名なのはWHOの定義である。それによると健康とは単に病気や虚弱でないというだけではなく，肉体的，精神的，社会的に良好な状態（well-being）である。」と定義している。このような厳密な意味で個人の健康の程度を表す総合的な尺度はない。健康診断も，異常はないということを診断しているのであって，どの程度健康かを診断しているわけではない。

公衆衛生学は，人間の集団としての健康を測定することは行ってきた。しかし，この場合も，健康の程度を測ることはせず，疾病の量，あるいは死亡という現象を測ってきた。それは，健康が定量的に測定することが困難であることのほかに，どんな社会でも死亡という現象が最も確実に把握しやすいからである。死亡に注目した健康の指標には以下のようなものがある。

（a） **死亡率**（mortality rate）　死亡率は一定期間内の死亡者数の単位人口に対する割合である。粗死亡率（crude death rate）ともいう。期間は通

常1年間である．慣例的に，年齢（階級）別死亡率の場合には，千対の比で表す．

$$\text{年齢階級別死亡率} = \frac{\text{ある年齢階級の死亡数}}{\text{その年齢階級の人口}} \times 1\,000$$

また，死因別死亡率は，人口10万対の比で表す．

$$\text{死因別死亡率} = \frac{\text{死因死亡数}}{\text{人口}} \times 100\,000$$

死亡ははっきりした現象であり，いかなる集団でも把握されていることが多いので，その集団の健康状態を表す尺度としては優れている．しかし，高齢者が多い集団では，当然，死亡数も増えるので，異なる年齢構成の集団の間での粗死亡率の比較は意味をもたない．

（b）**年齢調整死亡率**　いくつかの集団の間で，死亡率の比較を行おうとする場合には，年齢構成の差を補正しなければならない．ある集団の死亡率を，人口構成がある基準の人口である場合に補正した死亡率を年齢調整死亡率という．

$$\text{年齢調整死亡率} = \frac{\sum_i m_i \times p_i}{\sum_i p_i} \quad \begin{pmatrix} m_i : \text{観察集団の年齢別死亡率} \\ p_i : \text{基準人口の年齢別の人口} \end{pmatrix}$$

我が国の国内データを比較するためには昭和60年の人口を用いることが多い．

（c）**乳児死亡率**　生後1年未満の死亡率を乳児死亡率といい，通常1年間の出生千に対する比で表す．

$$\text{乳児死亡率} = \frac{\text{生後1年未満の死亡数}}{\text{出生数}} \times 1\,000$$

この時期の死亡は，母体の健康状態，環境衛生や生活水準をよく反映すると考えられている．我が国の乳児死亡率は，大正末期には150以上であったが，戦後は急速に減少し，昭和62年には5.0となった．これは国際比較で見ても，最も低い値となっている．

乳児死亡率のうち，生後4週未満のものを新生児死亡率，1週未満のものを早期新生児死亡率[†]といい，それぞれ出生千に対する比で表す．

$$\text{新生児死亡率} = \frac{\text{生後 4 週未満の死亡数}}{\text{出生数}} \times 1\,000$$

$$\text{早期新生児死亡率} = \frac{\text{生後 1 週未満の死亡数}}{\text{出生数}} \times 1\,000$$

乳児死亡の要因は，先天的なものと後天的なものに大別することができる。乳児死亡のうち，新生児死亡，特に早期新生児死亡は先天的な要因に多く支配されていると考えられており，それ以後は感染症や事故など，後天的な原因の死亡が多くなる。我が国における乳児死亡率の改善も，後期の死亡率の改善が先行した。

しかし，乳児死亡率を健康水準の国際比較に用いるような場合には，乳児死亡のうち特に新生児死亡は国によって定義が異なり，出生直後の死亡が死産と届け出られる傾向もあるので，慎重でなければならない。

(d) **生命表** 生命表は，それを作成する年の死亡状況が将来にわたって不変と仮定し，その年に生まれた集団が，その死亡秩序に従って死亡していくと仮定した場合，各年齢での生存者数，死亡率，死亡数，各年齢の生存者が平均して後何年生きられるかなどを数表にまとめたものである。生命表で用いられる諸パラメータやそれらの関係は数式で表現されるので，生命関数と呼ばれている（表 1.3）。

表 1.3 生 命 関 数

死亡率 nq_x	x 歳ちょうどの者が $x+n$ 歳に達しないで死亡する確率
生存数 l_x	10 万人の出生者が上記の死亡率に従って死亡していく場合，x 歳に達するまで生き残る人数の期待値
死亡数 nd_x	x 歳ちょうどの生存者 l_x 人のうち $x+n$ 歳に達しないで死亡する人数の期待値
定常人口 nL_x	毎年 10 万人の出生があり，かつ上記の死亡率が一定不変の場合における定常状態（人口集団の年齢構造が一定の型に収束した状態）の x 歳以上 $x+n$ 歳未満の人口
定常人口 T_x	x 歳以上の定常人口の合計
平均余命 $\overset{\circ}{e}_x$	x 歳ちょうどの者のその後の生存年数の期待値（T_x/l_x で得られる）

† （前頁の脚注）早期新生児死亡率と似た指標に周産期死亡率がある。これは，早期新生児死亡率が死産によって大きく影響されるのを防ぐ目的で，WHO が 1950 年に提唱した指標である。周産期死亡（perinatal death または mortality）は妊娠週 22 週以降の死産数と早期新生児死亡数の合計である。周産期死亡率は，その合計を出産（出生＋妊娠満 22 週以後の死産）数で除し，1 000 を乗じた数である。

1.1 概論

　生命表の諸関数の値は，人口集団の年齢構成の違いには影響を受けず，その集団の死亡状況を厳密に，また総合的に表現している。0歳の平均余命は，「平均寿命」とも呼ばれ，集団の総合的な健康の指標として用いられている。

　我が国では，人口は5年ごとの国勢調査によって把握されているので，その年についてだけは，完全に実測値に基づく生命表が計算できる。これを完全生命表という。その間の年については，人口動態統計からの推計人口を用い，計算も簡略化されたものを用いるので，簡易生命表と呼ばれている。

　我が国の平均寿命は明治・大正と低い水準にあった。昭和になってからは改善され，特に戦後は急速に伸びた。平成10（1998）年には，男で77.2歳，女で84.0歳で，これは男女とも今のところ人類史上いまだ記録されたことのない最長記録である（表2.10参照）。

　死亡を用いないで，疾病量に注目した指標もある。疾病量に関しては二つの重要な指標がある。

　1）**罹患率**（incidence rate または morbidity rate）　一定の期間内に新たに発生した患者数の単位人口に対する割合である。伝染病や食中毒統計などでは1年間の人口10万対の発生数で表している。

　2）**有病率**（prevalence rate）　ある時点（または期間）における疾病を有する者の単位人口に対する割合である。一時点の有病率を時点有病率（pointprevalence rate）といい，一定期間の有病率を期間有病率（period prevalence rate）という。

　疾病が治るまでに平均してどのぐらいかかるかを罹患期間とすると，罹患率と有病率とは

$$有病率＝罹患率 \times 罹患期間$$

という関係がある。

　疾病量を把握することは，死亡を把握することよりもその意味において健康の指標としては優れているが，その実測の困難性，正確性に難点がある。したがって，特別な研究目的などの場合を除いては，国際比較などには用いにくい。

近年はたんに生命を長らえるだけでは意味はなく，その生活の質が問題であると考えられるようになってきた。そこで，有病率のデータなどをもとにして，健康寿命といった指標が研究されている。

〔2〕 **人口動態統計**

死亡率は人口に大きな影響を与える。また，出生率や，それに大きな関連をもつ婚姻の状況などの，人口の動きに関する統計を人口動態統計という。

これに対し，国勢調査のように，ある時点での人口の状態に関する統計を人口静態統計ともいう。国勢調査は国民を一人々々数えるたいへんな作業であるので，我が国では5年に1回行われており，その間の人口は動態統計のデータを用いて推計している。

（a） **出生率**　　出生率は，人口千人に対する出生数の比である。

$$年齢別出生率 = \frac{その年齢の母が生んだ子の数}{その年齢別の女子の人口} \times 1\,000$$

戦前の政府の政策の影響もあって，我が国の出生率は約30前後と高かったが，戦後は急激に減少してきた。現在はヨーロッパ諸国とほぼ同程度となっている。しかし，我が国の人口はまだヨーロッパ諸国と比べれば若いので，この率は高めに出ることになる。

人口の年齢構成の影響を除外するためには，母の年齢別出生率を合計した合計特殊出生率（または粗再生産率という）を用いる。

$$合計特殊出生率（粗再生産率）=（年齢別出生率）の合計$$

WHOは再生産年齢を15～49歳と定めており，この合計もその年齢区間の合計である。

粗再生産率は男女を含んでいるが，出生数には女子が重要なので，女児についてだけの母の年齢別出生率を合計したものを総再生産率という。

$$総再生産率 = \left(\frac{母の年齢別女児出生数}{年齢別女子人口}\right) の15〜49歳までの合計$$

また，生命表の考え方に従って，生まれた女児が，妊娠可能な年齢を過ぎるまでには死亡し減少するので，それを見込んだものを純再生産率という。

1.1 概論

$$\text{純再生産率} = \left(\frac{\text{生命表による年齢別女子定常人口}(L_x)}{\text{生命表による0歳の女子生存数}(100\,000)}\right.$$

$$\left.\times \frac{\text{母の年齢別女児出生数}}{\text{年齢別女子人口}}\right) \text{の} 15 \sim 49 \text{歳までの合計}$$

将来の人口増減の傾向を見るのには,この純再生産率を見るのがよい.これが1を上回れば将来の人口は増加傾向,1を下回れば減少傾向ということにな

表 1.4 出生数・出生率[1]・再生産率の年次推移

		出生率	出生率 (人口千対)	合計特殊 出 生 率	総再生 産 率	純再生 産 率
昭25年	(1950)	2 337 507	28.1	3.65	1.77	1.50
30	('55)	1 730 692	19.4	2.37	1.15	1.06
35	('60)	1 606 041	17.2	2.00	0.97	0.92
40	('65)	1 823 697	18.6	2.14	1.04	1.01
45	('70)	1 934 239	18.8	2.13	1.03	1.00
46	('71)	2 000 973	19.2	2.16	1.04	1.02
47	('72)	2 038 682	19.3	2.14	1.04	1.01
48	('73)	2 091 983	19.4	2.14	1.04	1.01
49	('74)	2 029 989	18.6	2.05	0.99	0.97
50	('75)	1 901 440	17.1	1.91	0.93	0.91
51	('76)	1 832 617	16.3	1.85	0.90	0.88
52	('77)	1 755 100	15.5	1.80	0.87	0.86
53	('78)	1 708 643	14.9	1.79	0.87	0.86
54	('79)	1 642 580	14.2	1.77	0.86	0.84
55	('80)	1 576 889	13.6	1.75	0.85	0.84
56	('81)	1 529 455	13.0	1.74	0.85	0.83
57	('82)	1 515 392	12.8	1.77	0.86	0.85
58	('83)	1 508 687	12.7	1.80	0.88	0.86
59	('84)	1 489 780	12.5	1.81	0.88	0.87
60	('85)	1 431 577	11.9	1.76	0.86	0.85
61	('86)	1 382 946	11.4	1.72	0.84	0.83
62	('87)	1 346 658	11.1	1.69	0.82	0.81
63	('88)	1 314 006	10.8	1.66	0.81	0.80
平元	('89)	1 246 802	10.2	1.57	0.76	0.76
2	('90)	1 221 585	10.0	1.54	0.75	0.74
3	('91)	1 223 245	9.9	1.53	0.75	0.74
4	('92)	1 208 989	9.8	1.50	0.73	0.72
5	('93)	1 188 282	9.6	1.46	0.71	0.70
6	('94)	1 238 328	10.0	1.50	0.73	0.72
7	('95)	1 187 064	9.6	1.42	0.69	0.69
8	('96)	1 206 555	9.7	1.43	0.69	0.69
9	('97)	1 191 665	9.5	1.39	0.68	0.67
10	('98)	1 203 147	9.6	1.38	0.67	0.67

注 1) 昭和25~41年は総人口(外国人を含む)を,昭和42年以降は日本人人口を分母に用いている.
資料 厚生省「人口動態統計」,国立社会保障・人口問題研究所「人口統計資料集1998」

る。

　我が国の純再生産率は，昭和48年までの10年間は，丙午(ひのえうま)の昭和41年の0.74を除くと，ほぼ1で推移してきたが，昭和49年から1を割り続けている(**表1.4**)。

　(**b**)　**我が国の人口動向**　　平成7(1995)年の国勢調査の結果によると，我が国の人口は，平成2(1990)年の1億2361万人強から約200万人増えて，1億2557万人強となった。1世帯当りの人員は減り続け，2.81人となった。

　我が国の人口の年齢構成の推移および将来推計は**表1.5**のとおりである。これを見ると，年少人口の割合は一貫して減り続けてきて，これからも減り続ける。老年人口の割合は，戦後は一貫して増加してきて，今後も一貫して増え続ける。2000年代の中頃には，国民の3人に1人は65歳以上となると推計されている。それに対し，生産年齢人口(15～64歳)の割合は，これまでは増加してきたが，これからは減少することが予測されている。したがって，従属人口指数，老年人口指数，老年化指数†は今後はしだいに大きくなっていくことが予測されている。

　我が国の高齢化には，二つの特徴が指摘されている。第一は，高齢化に達する水準がきわめて高いことである。高齢化のピーク時における65歳以上人口が20％以上という水準は，高齢化の進んでいるヨーロッパ諸国においてもこれまで経験されたことがなく，我が国は人類史上はじめて最高度の高齢化を経験することになろう。

　第二の特徴は，高齢化の速度がきわめて速いことである。**表1.6**は65歳以上人口の比率が7％から倍の14％になるまでの所要年数を国際的に比較したものである。日本とアメリカについては，まだ14％になっていないので推計

---

† 年少人口：0歳～14歳　　生産年齢人口：15歳～64歳　　老年人口：65歳以上

$$\text{年少人口指数} = \frac{\text{年少人口}}{\text{生産年齢人口}} \times 100 \qquad \text{従属人口指数} = \frac{\text{年少人口}+\text{老年人口}}{\text{生産年齢人口}} \times 100$$

$$\text{老年人口指数} = \frac{\text{老年人口}}{\text{生産年齢人口}} \times 100 \qquad \text{老年化指数} = \frac{\text{老年人口}}{\text{年少人口}} \times 100$$

1.1 概論

表1.5 年齢区分別人口の推移と将来推計

年　　次	実　数総　数	構　成　割　合				平均年齢
		0-14歳	15-64歳	65歳以上	75歳以上(再掲)	
	千人	%	%	%	%	歳
1920 (大正 9) 年	55 963	36.5	58.3	5.3	1.3	26.7
25 (14)	59 737	36.7	58.2	5.1	1.4	26.5
30 (昭和 5)	64 450	36.6	58.7	4.8	1.4	26.3
35 (10)	69 254	36.9	58.5	4.7	1.2	26.3
40 (15)	73 075	36.1	59.2	4.7	1.2	26.6
50 (25)	84 115	35.4	59.6	4.9	1.3	26.6
55 (30)	90 077	33.4	61.2	5.3	1.5	27.6
60 (35)	94 302	30.2	64.1	5.7	1.7	29.0
65 (40)	99 209	25.7	68.9	6.3	1.9	30.3
70 (45)	104 665	24.0	68.9	7.1	2.1	31.5
75 (50)	111 940	24.3	67.7	7.9	2.5	32.5
80 (55)	117 060	23.5	67.3	9.1	3.1	33.9
85 (60)	121 049	21.5	68.2	10.3	3.9	35.7
1990 (平成 2)	123 570	18.2	69.5	12.0	4.8	32.6
95 (7)	125 570	15.9	69.4	14.5	5.7	39.3
99 (11)	126 686	14.8	68.5	16.7	6.7	—
2000 (12)	126 892	14.7	68.1	17.2	7.0	41.3
05 (17)	127 684	14.3	66.1	19.6	8.7	42.8
10 (22)	127 323	14.3	63.6	22.0	10.5	44.1
15 (27)	126 444	14.2	60.6	25.2	11.9	45.3
20 (32)	124 133	13.7	59.5	26.9	13.4	46.3
25 (37)	120 913	13.1	59.5	27.4	15.6	44.1
30 (42)	117 149	12.7	59.3	28.0	16.4	47.7
35 (47)	113 114	12.7	58.3	29.0	16.3	48.1
40 (52)	108 964	12.9	56.1	31.0	16.3	48.3
45 (57)	104 758	13.1	54.9	32.0	17.0	48.5
50 (62)	100 496	13.1	54.6	32.3	18.8	48.3

資料　平成11年以前は，総務庁「国勢調査」,「推計人口」, 平成12年以降は国立社会保障・人口問題研究所の「日本の将来推計人口（平成9年1月推計）」
注　昭和15～平成7年の総人口には年齢不詳を含む。

表1.6　人口高齢化速度の国際比較

国　　名	65歳以上人口比率の到達年次		所要年数
	7%	14%	
日　　　　本	1970年	1996年	26年
ア　メ　リ　カ	1945	2020	75
イ　ギ　リ　ス	1930	1975	45
西　ド　イ　ツ	1930	1975	45
フ　ラ　ン　ス	1865	1980	115
スウェーデン	1890	1975	85

〔昭和60年厚生白書〕

値である。フランスでは，その間115年もかかっているのに，日本はわずか26年である。人口の高齢化は，社会の多方面に影響を与えるが，これだけの急激な高齢化はその社会に与える影響もまたきわめて衝撃的である。

（c） **人口の高齢化の影響**　人口の高齢化に伴い，生産年齢に対する老年人口の割合が増加する。2000年代の中頃までに65歳以上の人口の割合は30％を超えるということは，ほぼ2人以下の人で一人の老人を支えるということを意味する。したがって社会的な負担はきわめて大きなものになる。

人生80年時代を迎え，これからの個々人の生活も，第二，第三の人生を生きがいに満ちた生産的なものにしていかなければならない。そのためには，人々の考え方と，それを可能にする社会環境が作られねばならない。中でも大切なことは人々の健康である。

健康は人生の大切な前提条件であるとともに，社会の負担を軽減する。したがって，高齢化社会を迎え，健康を維持・増進するための活動や研究はますます重要になる。

1.1.6　疾病構造の変化

〔1〕　**感染症の減少**

我が国の衛生統計が始まって以来昭和初期まで，主なる死因は，肺と消化器の感染症であった。その後昭和10年代から戦後にかけては，主として肺の慢性感染症である結核が猛威をふるって死因の第1位を占めた（**図1.2**）。

しかし，戦後の復興による生活環境の改善と，抗生物質の発見などの医学の発達や，体系的な公衆衛生対策等により，これらの感染症は急速に制圧されていった。肺結核による年齢別死亡率の年次推移を半対数グラフに書くと，各年齢群ともほぼ直線的に減少しているから，実際には指数関数的に減少してきたことになる。そして，現在では0～10歳までの例外を除いてほぼ年齢順に死亡率は並んでいる。つまり，以前，結核は若者に多かったが今では高齢者の疾病となった。

肺および消化器の感染症はもっと急激に減少し，半対数グラフに書いても，

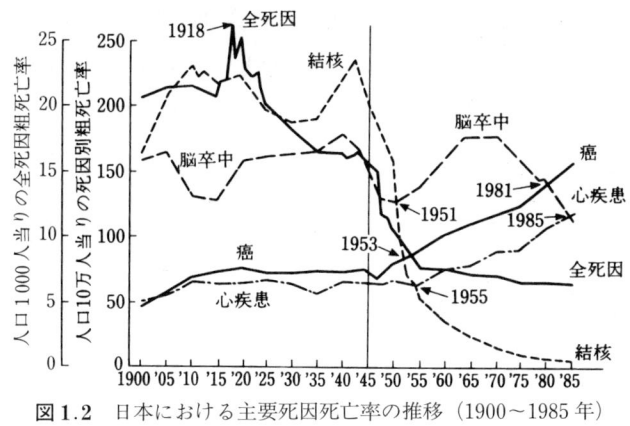

図1.2 日本における主要死因死亡率の推移 (1900〜1985年)
〔参考文献3〕より〕

その死亡率の減少は，下に凸のグラフとなる。その他，ポリオ，百日咳等の感染症も優れたワクチンの開発等により急激に減少してきた。しかし，HIVなどの新たな感染症も出現し，感染症対策は再びその重要性が明らかになっている。

〔2〕 **成人病の増加**

感染症の減少は人々に長寿をもたらし，それに伴い疾病の構造も大きく変化した。疾病構造が感染症から成人病に変わった，といわれるようになった。

成人病とは必ずしも医学的に定義された概念ではないが，つぎのような意味で用いられている。

① 悪性新生物
② 慢性退行性疾患
③ 疾病量が高齢者に比較的多いもの

昭和30年代に入ると，我が国の死因の3位までは，脳血管疾患，悪性新生物（以後，癌と呼ぶ），心疾患となった。はじめ脳血管疾患が第1位であったが，昭和56年以来癌が第1位である。第2位はそれ以後しばらく脳血管疾患であったが，昭和60年から第3位になり，その代りに心疾患が第2位となった。したがって，現在の死因は第1位が癌，第2位が心疾患，第3位が脳血管疾患

である[†]。そして，この三つの死因の死亡率の合計は全体の約60％である。

循環器疾患についてアメリカ，ヨーロッパと比較すると，日本の大きな特徴は脳血管疾患が多く，心疾患が少ないことである（**表1.7**）。

表1.7 循環器疾患の死亡率（人口10万対）と構成割合〔％〕の国際比較　（1986年）

	日	米	墺	仏	独	蘭	伊*	諾	瑞	英	豪
死亡率（人口10万対）											
総　　　　　数	234.5	382.9	574.9	322.4	534.5	340.0	397.5	484.0	546.2	516.9	324.4
46, 51~52, 54~56　心疾患	117.9	308.0	360.6	204.3	370.3	253.5	233.2	345.0	424.5	365.9	239.6
48~49　高血圧性疾患	9.7	12.9	24.9	9.8	15.7	5.3	26.7	11.6	5.0	8.3	6.8
58~60　脳血管疾患	106.9	62.1	189.4	108.2	148.6	81.1	137.5	127.4	116.7	142.7	78.0
構成割合〔％〕											
総　　　　　数	100.0	100.0	100.0	100.0	100.0	100.0	100.0	100.0	100.0	100.0	100.0
46, 51~52, 54~56　心疾患	50.3	80.4	62.7	63.4	69.3	74.6	58.7	71.3	77.7	70.8	73.9
48~49　高血圧性疾患	4.1	3.4	4.3	3.1	2.9	1.6	6.7	2.4	0.9	1.6	2.1
58~60　脳血管疾患	45.6	16.2	32.9	33.6	27.8	23.9	34.6	26.3	21.4	27.6	24.0
総死亡に占める循環器疾患による死亡の割合〔％〕	37.8	43.8	50.0	32.6	49.5	39.5	41.4	46.2	49.0	44.5	45.2

注　墺：オーストリア，独：旧ドイツ連邦共和国，諾：ノルウェー，瑞：スウェーデン
　　死因名は第9回分類による。＊1985年
〔参考文献2）より〕

しかし，日本の脳卒中の死亡率，特に脳出血による死亡率は急速に減少しつつある。心疾患は増加しているように見えるが，訂正死亡率を求めると日本全国の統計ではむしろ減少している。しかし，都会的な生活をしている人々の間では虚血性心疾患による死亡率の増加が見られるという報告もあり，生活の西欧化とともに死亡構造も西欧化するのではないかと心配されている。

癌全体による死亡率の傾向は，近年，女性では微減，男性では大きな変化はないが，臓器別に見ると大きな変動がある。我が国の特徴は，胃癌が多かったことであるが，男女とも，胃癌による死亡率は減少しつつある。また，女性で

[†] 平成7年に新たな国際疾病分類ICD-10が採用され「心不全」という死因が許されなくなったため，一時心不全が減少し脳血管疾患が2位に帰りざいたが，その後また心疾患が第2位となった。

は子宮頸癌が急速に減少しつつある。それに対し，肺癌や大腸癌が急速に死亡率を高めている。また，男性の前立腺癌，女性の乳癌などの性器癌が増加しつつある。したがって，癌の死亡率にも西欧化が見られる。

1.1.7 予防対策の変化

前項で述べたように，臓器別の癌の死亡率において，胃癌や子宮頸癌の死亡率が減少しつつあり，肺癌や大腸癌が増加しつつある。胃癌や子宮頸癌は，検診等によって比較的見つけやすい癌であった。肺癌は，胸部のX線写真を撮っても，好発部位が心臓や大血管の陰になって発見しにくく，発見しても手術がしにくいなどの悪条件が重なり，検診という予防手段が効率的ではない。

すなわち，検診の効率の比較的よい胃癌，子宮頸癌が減少して，効率の悪い肺癌などが増加することにより，これまでの癌検診の効率は全体として低下しつつある。一方，大腸癌や乳癌などは増加しつつあるので，これらの癌の検診は効率という点では向上しつつあり，癌検診は今後はこれらの疾病の検診に重点を移していかなければならない。

これまでの我が国の疾病予防対策は，検診，すなわち二次予防を中心に行われてきた。しかし，疾病構造がいわゆる成人病化し，これらの疾患の主なる危険因子はほとんどすべて生活習慣の中にあることから，今後の疾病の予防対策は，生活習慣を健康なものにしていくことに向けられなければならない。

1.1.2〔3〕項で述べたように，WHOは1986年オタワで「ヘルスプロモーションに関する憲章」を採択した。この憲章の基本的な考え方は，生活習慣を健康なものに変えていくことこそ，新しい公衆衛生であると主張している。さらに，生活習慣を形成するのは，個人とそれを取り巻く広い意味での環境であるから，新しい公衆衛生活動は，個人に対する働きかけだけではなく，健康に資する環境を作っていかなければならない。環境を変える作業は，保健の領域にとどまらない。言葉を変えれば，今後は健康の問題は保健の領域の中だけでは解決できないとしている。

このことは，肺癌の対策を例にとれば理解しやすい。喫煙と肺癌の疫学的な

因果関係は明らかであるので，肺癌検診よりも，喫煙という生活習慣を改善すべきである。しかし，喫煙対策は保健行政のみでは不可能である。テレビの広告を所管するのは総務省であり，その他，財務省，農林水産省，国土交通省，経済産業省と多くの官庁が喫煙に関係する行政を行っており，それらの協力なしには，今後の我が国の肺癌対策は成果を上げることはできない。

1.2 各 論

1.2.1 地 域 保 健

人間は家庭の中に生まれ，地域の中で育っていく。つまり，地域集団に属する。学童期からは学校という集団にも属し，働くようになれば職域集団に属するが，退職すればまた地域社会に戻ってきて，そして，その中で死を迎える。

したがって，地域集団を対象にした保健活動は，母子保健，老人保健が中心となる。また，地域は，人間が生活をする場でもあるので，環境衛生，食品衛生などは地味ではあるが重要な地域における公衆衛生活動の場である。

〔1〕 母 子 保 健

母親が健康であることは，生まれてくる子の健康の大切な条件である。したがって人間が健康であるためには，まず健康に生まれることが大切であるが，母と子の健康を分けて考えることはできない。

（a） **母子保健の現状**　乳児死亡率は出生千対 4.1（1998 年）で，世界的に見ても最も低い死亡率である。しかし，妊産婦死亡率は日本は必ずしも低くない。

（b） **母子保健行政の歩み**　その歴史は古く，明治初年の「産婆取締規則」の制定にさかのぼるが，昭和 12 年，保健所法の制定により保健所ができてからは，母子保健は保健所の重要な活動となってきた。

第二次大戦後，予防接種法，優性保護法，児童福祉法など，現在の母子保健の基礎となる法律が制定された。

現在の母子保健の最も大きな基礎になっているのは，昭和 40 年に公布された「母子保健法」である。

(c) **主な母子保健活動**　母子保健法にはつぎのようなことが定められている。
- 妊娠したものは，すみやかに市町村長に届け出る。
- 届け出たものには，母子健康手帳が交付される。
- 妊婦に対する健康診断を行う。
- 未熟児の場合届け出れば，医師，保健師，助産師が訪問指導を行ったり，入院した場合の医療費の給付を受けることができる。
- 妊産婦および乳幼児の保護者に対して保健指導，栄養指導を行う。
- 乳幼児に対する種々の健康診査を行う。

母子保健事業は従来，保健所と市町村で分担して行われてきていたが，身近な行政サービスは身近な自治体で行うという考え方から，平成6年の母子保健法の改正により，準備期間を経て，基本的なサービスのほとんどが市町村に移管されることになった（**表1.8**）。

表1.8　母子保健事業と実施者

市町村
　1) 母子健康手帳の交付
　2) 健康審査と内容
　　① 妊産婦（妊娠中毒の予防などが目標）
　　② 新生児（生後5～7日に，種々の先天性代謝以上などの検診）
　　③ 乳児（先天異常や発達異常の検診，予防接種など）
　　④ 1歳6か月児（発達検診）
　　⑤ 3歳児（発達検診）
　3) 訪問指導
　　① 妊産婦，②新生児

都道府県（保健所）
　1) 市町村の連絡調査・指導・助言
　2) 専門的サービス
　　① 未熟児訪問指導
　　② 養育医療
　　③ 障害児の養育指導
　　④ 慢性疾患児の養育指導

その他，B型肝炎ウイルスのキャリヤの母親から生まれた児に，免疫グロブリン注射とB型肝炎ワクチン接種を行い，垂直感染を防止することを目的としたB型肝炎母子感染症防止事業などが行われている。

(d) **予防接種** 予防接種もこの時期に行われることが多く，大切な事業である。現在，我が国で行われている予防接種の種類と時期は，**表 1.9** のようである。

表 1.9 定期の予防接種の対象疾病および対象者

疾　　　病	予防接種対象者
ジフテリア	1　生後 3 月から生後 90 月に至るまでの間にある者 2　11 歳以上 13 歳未満の者
百　日　咳	生後 3 月から生後 90 月に至るまでの間にある者
急性灰白髄炎	生後 3 月から生後 90 月に至るまでの間にある者
麻　　　疹	生後 12 月から生後 90 月に至るまでの間にある者
風　　　疹	生後 12 月から生後 90 月に至るまでの間にある者
日　本　脳　炎	1　生後 6 月から生後 90 月に至るまでの間にある者 2　9 歳以上 13 歳未満の者 3　14 歳以上 16 歳未満の者
破　傷　風	1　生後 3 月から生後 90 月に至るまでの間にある者 2　11 歳以上 13 歳未満の者

このほか，結核予防法に基づく BCG の接種が行われている。

〔2〕 **成 人 保 健**

我が国の死因の第 1 位は癌，第 2 位が心臓病，第 3 位が脳卒中で，この三つの病気による死亡率が，全死亡の 60% を超えている。したがって，これらの疾病の予防は重要である。

我が国の成人病予防は，検診を中心に行われてきた。昭和 41 年には，胃癌検診に対して予算補助が行われるようになり，循環器検診に対しても，44 年より脳卒中予防特別対策が発足し，48 年度からは市町村の行う循環器疾患早期発見のための健康診査に国庫補助が行われるようになった。昭和 57 年，老人保健法が制定され，これらの検診に法的根拠が与えられた。

老人保健法の事業内容は大きく二つに分かれている。

第一は医療保険であり，この対象者は 70 歳以上の者である。この法律の目的は高齢者が国民健康保険に偏るので，健康保険間の不平等を解消することで

ある。そのため，70歳以上の高齢者の医療費を別会計とし，各健康保険者から70％の財源を出し，30％を政府（国20％：県5％：市町村5％）が負担するとした。当初は患者の自己負担はわずかな定額負担とされたが，次第にその額は引き上げられ，平成12年からは定率負担となり，過去に戻ったかたちである。

第二は保健事業である。この主なねらいは，それまで予算補助で推進してきた諸検診に法的根拠を与えることであった。保健事業の内容は，① 健康手帳の交付，② 健康教育，③ 健康相談，④ 健康審査，⑤ 機能訓練，⑥ 訪問指導である。この訪問指導は実質的には訪問看護を目的としたが，法的には家人による看護を指導するということになった。

その後，検診項目の増加，検診目標に大腸癌を追加するなどの拡充が図られてきた。厚生労働省は昭和32年以来，「成人病」という概念を定めてその予防対策に力を注いできたが，平成8年からはその成因や概念の辺縁が明確な「生活習慣病」という概念に改め，一次予防により力を注ぐことになった。

成人病の一次予防は，従来から「健康づくり」と呼ばれてきたが，当初の主として健康審査中心の行政サービスから，「生活習慣」を健康なものにするものに変化してきた。現在は21世紀の健康づくりという意味で「健康日本21」と称され，より総合的な運動が展開されつつある。

〔3〕 感染症対策

従来，感染症対策は公衆衛生の基本であった。医学・医療技術の進歩で感染症は制御されたと思われたが，近年世界的に蔓延したHIV（ヒト免疫不全ウイルス）はきわめて多くの犠牲者を出しつつある。また，抗生物質に対する耐性菌は医療施設での脅威になっている。このような新たな感染症を新興感染症という。一方，結核やインフルエンザなど旧来の感染症が，地球規模での人の移動増加とあいまって，対策の隙をぬって再び増加してきた。これらを再興感染症と呼んでいる。

このような事態に対処するために，人権に配慮しつつ，新たな対策の必要性に迫られて，これまでの疾病別の対策法などを整理して，平成10年「感染症

の予防及び感染症の患者に対する医療に関する法律」が制定された。この法により，感染症の危険の程度に基づいた新たな分類とその対策等が整理された。具体的な感染症の分類と対策は**表1.10**のとおりである。

表1.10 感染症の種類（感染症法に基づく分類）

	感染症名等	性格	主な対応	医療体制	医療費負担
感染症類型	[1類感染症] ・エボラ出血熱 ・クリミア・コンゴ出血熱 ・ペスト ・マールブルグ病 ・ラッサ熱	感染力，罹患した場合の重篤性等に基づく総合的な観点からみた危険性がきわめて高い感染症	入院	特定感染症指定医療機関（国が指定，全国に数か所） 第1種感染症指定医療機関［都道府県知事が指定。各都道府県に1か所］	全額公費（医療保険の適用なし） 医療保険適用残額は公費で負担（入院について）
	[2類感染症] ・急性灰白髄炎 ・コレラ ・細菌性赤痢 ・ジフテリア ・腸チフス ・パラチフス	感染力，罹患した場合の重篤性等に基づく総合的な観点からみた危険性が高い感染症		第2種感染症指定医療機関［都道府県知事が指定。各都道府県に1か所］	
	[3類感染症] ・腸管出血性大腸菌感染症	感染力，罹患した場合の重篤性等に基づく総合的な観点からみた危険性が高くないが，特定の職業への就業によって感染症の集団発生を起こし得る感染症	特定業務への就業制限	一般の医療機関	医療保険適用（自己負担あり）
	[4類感染症] ・インフルエンザ ・ウイルス性肝炎 ・黄熱 ・Q熱 ・狂犬病 ・クリプトスポリジウム症 ・後天性免疫不全症候群 ・性器クラミジア感染症 ・梅毒 ・麻疹 ・マラリア ・メチシリン耐性黄色ブドウ球菌感染症 ・その他の感染症	国が感染症発生動向調査を行い，その結果等に基づいて必要な情報を一般国民や医療関係者に提供・公開していくことによって，発生・拡大を防止すべき感染症	発生動向の把握・提供		
指定感染症	政令で1年間に限定して指定された感染症	既知の感染症の中で上記1～3類に分類されない感染症において1～3類に準じた対応の必要が生じた感染症（政令で指定，1年限定）			
新感染症	[当初] 都道府県知事が厚生労働大臣の技術的指導・助言を得て個別に応急対応する感染症 [要件指定後] 政令で症状等の要件指定をした後に一類感染症と同様の扱いをする感染症	人から人に伝染すると認められる疾病であって，既知の感染症と症状等が明らかに異なり，その伝染力及び罹患した場合の重篤度から判断した危険性がきわめて高い感染症			

〔4〕 生活衛生

（a） 廃棄物処理　　生活環境の衛生を保つことは人間の健康にとってきわめて重要である．ところが人間自身が生活の中で屎尿，生活排水やごみを発生させ，また産業活動により廃棄物を発生させている．したがって，生活環境を保全し，人々の健康を保持することは大切な公衆衛生活動である．そこで，国は，「廃棄物の処理および清掃に関する法律」を定め，これらの廃棄物を処理している．廃棄物は，産業廃棄物と一般廃棄物に大別されるが，その内容はきわめて多岐にわたる．

（b） 水道整備　　清浄で豊富な水は人々の健康を保持するための必須条件である．したがって，我が国では「水道法」により，国と地方公共団体が，水源および水道施設などを整備することとしている．

（c） 食品保健　　食品衛生法により食品添加物，容器，包装をはじめ，食品関係業者の管理・監督など，食品の安全と衛生に関する幅広い活動が行われている．

（d） 環境衛生関係営業に関する管理　　理容，美容，公衆浴場，クリーニング，旅館などは，それぞれの法律により管理されているほか，飲食店などは食品衛生法により人々の健康に問題をおこさないように管理されている．

（e） その他　　家庭用品，建築物の衛生保持，食肉の衛生保持，ネズミや有害昆虫の駆除など，目立たないが，多くの公衆衛生活動が行われている．

〔5〕 精神保健

精神障害には，分裂病，躁うつ病，てんかんなどの精神疾患のほか，老人性痴呆，アルコール，薬物等の中毒性精神障害などがある．これらの精神障害者の対策は結局その地域で受け入れ，対策を講じていかねばならない．

精神障害者の人権保護と福祉施策の充実を図るために，平成7年には精神保健福祉法が制定され，障害者手帳の交付，援護寮，授産施設，福祉ホーム，福祉工場の設置などが推進されつつある．

入院に関しても任意でない入院に関しては五つの入院形態を定め，より慎重な扱いとなった．

精神障害者を，任意でない入院をさせるにあたっては，精神保健指定医が重要な役割を果たす。指定医は5年以上の診療経験と3年以上の精神科診療の経験を持つ必要があり，大臣によって指定される。

「措置入院」：2人異常の指定医が自傷他害の恐れがあると診断したとき，

「医療保護入院」：指定医の診断で入院が必要とされ，保護者の同意があるとき，

「緊急措置入院」：指定医が自傷他害の恐れありと診断したとき，72時間以内，

「応急入院」：指定医が急な対応を必要と認めた場合，保護者の同意なしに，本人の意に反しても入院させることができる。

1.2.2 学校保健

学校保健とは，学校における保健活動のすべてを指すが，大きく分けると，学校における健康管理と健康教育の二つがある。

学校における健康管理は，地域の医師，歯科医師，薬剤師などの専門家のほか，PTAや保健所などの地域の関係者の協力を得て行っている。主な事業には以下のようなものがある。

① 健康診断

　　就学前健康診断，定期健康診断，臨時健康診断，職員の健康診断

② 健康教育

学校ではその他以下のような保健活動が行われている。

　　　健康相談，学校環境管理，学校給食，学校安全。

1.2.3 産業保健

産業保健は，産業の場で働く人々の健康を維持，増進することを目的とした公衆衛生活動である。産業は第一次産業（農林漁業など），第二次産業（製造業），第三次産業（サービス産業）に分類されている。

〔1〕 労働環境

労働の現場では，人々はやむを得ず危険や有害な環境にさらされることがある。環境因子には，以下のようなものがある。

① 物理的環境因子：放射線，音，気圧，振動など
② 化学的環境因子：各種の化学物質など
③ 生物学的環境因子：微生物，動物，植物など
④ 人間工学的環境因子：機械の特性や配置など
⑤ 社会的環境因子：労働時間，労働強度など

〔2〕 職業性の健康障害

有害な環境因子にさらされて働かなければならない場合で，化学物質や物理的因子のように測定や評価が可能なものについては，環境許容値（threshold limited value）が定められている。

人々が，これらの値を超えて，有害な環境にさらされた場合には，健康に障害を及ぼす危険がある。職業性の健康障害には，以下のようなものが知られている。

① 塵肺……粉塵を吸入することによっておこる。硅肺，アスベスト肺などがある。
② 熱中症……高温下での作業などによっておこる虚脱や意識障害などで，水や塩分の欠乏や体温の異常上昇などによる。
③ 潜函病および航空減圧症……潜函病は高圧下で，航空減圧症は逆に減圧によっておこる健康障害である。
④ 職業性難聴
⑤ 振動障害……振動工具などの使用によるレイノー症候群
⑥ 放射線障害
⑦ 重金属，有機溶剤等による中毒……スズ，水銀，カドミウムなどの中毒，ベンゼン，トリクロルトルエンの中毒などがよく知られている。
⑧ その他，頸腕障害，腰痛症，皮膚や目などの障害，農薬中毒などがある。

〔3〕 労働衛生行政

労働衛生行政は，国では労働省，地方では国の組織である労働基準監督署によって行われていたが2001年4月より労働省は厚生省と併合され厚生労働省となった。「労働安全衛生法」が基本となっている。同法によって，事業所の種類と規模に応じた，安全と衛生の管理組織を設けることが定められている。

国際機関としては，国際労働機関（Intenational Labour Organization, ILO）がある。

1.2.4 環 境 保 全
〔1〕 環境行政の戦後の歩み

我が国は，戦後の経済復興，さらに高度経済成長によって，現在の経済力を得たが，一方では産業活動によって環境を汚染し，それによって人々の健康に害を与えてしまった。イタイイタイ病，四日市喘息，水俣病などがその例である。

そのため，国は「公害対策基本法」（昭和42年）を制定しその対策に力を入れることになった。本法における公害とは「事業活動その他の人の活動に伴って生ずる相当範囲にわたる大気の汚染，水質の汚濁，土壌の汚染，騒音，振動，地盤の沈下及び悪臭によって，人の健康又は生活環境に係る被害が生ずること」としている。

昭和46年には環境庁（現在は環境省）が新たに設置された。昭和48年には「公害健康被害補償法」が制定され，公害で健康被害を受けた人々の救済にあたった。環境省の業務は，大気，水質の保全，自然保護，および健康被害対策などである。

〔2〕 環境行政の新たな課題

人類の生産活動がますます増大し，排出されるもろもろの物質は地球規模で環境の生態系が処理しきれないものになりつつある。地球の温暖化や酸性雨はその典型例である。

我が国では平成5年，環境基本法が制定された。この基本的な理念は

① 環境の恵沢の教授と継承
② 環境への負荷の少ない持続的発展が可能な社会の構築
③ 国際的協調による地球環境保全の積極的推進

とされている。しかし，工業国と途上国の意見の対立など，各国の利害に直接からむ問題でもあり，その理念の実現にはきわめて困難が多い。

1.2.5 医 療
〔1〕 医療施設とその運営

我が国の医療施設とその運営に関する規則は，医療法が定めている。同法によって，我が国の医療施設は大きく病院と診療所に分かれている。診療所とは19床以下の医療施設であり，患者を48時間以上収容しないことを原則としている。病院とは20床以上の医療施設で，① 病院，② 特定機能病院，③ 療養型病床の3種類である†。

胃腸病院等の名の病院を目にすることがあるが，これは標榜であって，医療法の医療施設の種類ではない。

医療施設を作ることを医療施設を開設するという。病院を開設しようとするときには都道府県知事の許可が必要である。医師（または歯科医師）が診療所（または歯科診療所）を開設するときは届出のみで許可は必要ないが，医師（または歯科医師）以外の者が診療所（または歯科診療所）を開設しようとするときは，都道府県知事の許可が必要である。

医療法は"医療を営利目的に行ってはならない"としており，営利目的とする者には開設の許可を与えられないとしている。

開設者が営利を目的にしているか，いないかの判断は，必ずしも容易ではない。開設しようとしている者が株式会社の場合は，営利を目的としていると見なし，公益法人，医療法人の場合には営利を目的としていないとしている。私

---

† 従来は療養型病床群といわれていたが，平成12年の医療法改正で，病棟単位でなく，病床ごとに指定できるようになった。病床転換を促進することがねらいである。このほかに，老人保健法が定めている施設として（特例許可）老人病院，老人保健施設がある。

人の場合は，目的，運営方針，資金計画等を見て，総合的に判断している。

医療法人は，民法上は公益法人であり，医療を行う法人として，昭和25年，医療法を改正して特に定められた法人である。この法人は，利益の分配を禁じられている。これは，個人では病院を開設するための資金を調達することが困難である点を解決しようとしたものである。従来は，法人の設立には，3人の医師が必要であるとされていたが，昭和60年の医療法改正で，一人でも設立できるようになった。この改正の目的は，医業と個人の会計の分離である。

医療施設を実際に運営する責任者を管理者という。管理者は医師でなければならず，医療施設で行われる医療内容や従事者の管理，監督に広い責任を負っている。

我が国の医療法では，医師（または歯科医師）が，医療施設を開設するときには，管理者になることが望ましい，としている。これはヨーロッパの伝統とかなり異なった考え方である。我が国の場合は，開設者＝管理者であるので，医療内容の責任者が，経営の責任者でもある。これは，医師に全幅の信頼をおいたシステムである。

昭和60年の医療法改正で，医療法人の理事長は医師でなければならないとした。つまり上述の方向へもう一歩進めた形になった。

〔2〕 身 分 法

医療には，医師をはじめ，身分法によって身分や資格を定められている人々がきわめて多い。身分法の目的は，医療サービスの質の向上である。しかし，身分法が行っている主なことは，法に定める資格をもたない人が業務に従事することを排除することである（1.1.4〔1〕（b）5）項参照）。

〔3〕 医療の経済制度

医療制度における経済的な側面は，医療に必要な経済の確保という意味で重要である。また，経済的なインセンティブ（誘引）として制度の挙動を決定するという意味でもきわめて重要である。世界的にみると，医療や，医療技術においては同一でありながら，その制度はきわめて異なる形をしている。その相違点は，まさに，この経済的なインセンティブの用い方といってもよい。

医療がいつ必要になるか，またどのような医療が必要になるかを予測することは不可能である．個人や家族の負担が経済的には耐えられないものとなり得る．したがってこのような危険に対処するため，我が国では健康保険制度を整備してきた．

　我が国の健康保険の歴史は，明治までさかのぼることができる．明治10年にはすでにその考え方が我が国に紹介されている．しかし，法として整備されたのは，大正11年の健康保険法がそのはじめである．昭和13年には国民健康保険が創設されたが，その普及が本格的にはかられたのは，第二次世界大戦後である．

　アメリカ社会保障制度調査団の勧告（ワンデル勧告）に基づき，昭和25年，社会保障制度審議会は国民皆保険の勧告をする．しかし，その実現をみたのは昭和36年であった．

　制度は大別すると，職域で組織されるものと，住んでいる地域によって組織されるものとがある．

　職域で組織されるものとしては，比較的大きな企業の場合には，一つの企業内で健康保険組合を組織する．これを組合管掌の健康保険組合という．比較的小さな企業は，政府が間に入って事務を引き受けるなどして，いくつかの企業が一緒になって一つの組合を組織する．これを政府管掌の健康保険組合という．このほか，公務員などの各種の共済組合を含めると，国民全体の約60％がこの制度の中に入っている．残りの約40％が住んでいる地域で，市町村などの自治体単位で保険組合を組織している．これが国民健康保険である．

　保険料は累進的で，健康保険の場合は，保険者が1/2，被保険者が1/2を負担する．国民健康保険の場合には，政府が1/2，被保険者が1/2を負担する．

　医療を受けた場合は，国民健康保険の場合には，かかった費用の3割を自己負担し，残りを保険者が支払う．健康保険の本人の場合は，昭和59年の改正で，原則2割とするが，当分の間1割負担となった．老人健康保健への拠出金が増大し，議会で2割負担が実行に移された．

　別に高額医療費制度があり，一定額以上の医療費がかかった場合には，自己

負担分がその医療額を超えた分については，保険者負担とされている。

　我が国の健康保険制度の特徴は，入院も外来も含めた，きわめて詳細な出来高払制度（fee-for-service system）が採用されていること，および現物給付†である点である。

　出来高払制度とは，患者に提供されるサービスのそれぞれに価格が決められており，患者が受けたサービスに応じて，その費用を医療施設が請求するシステムである。

　この制度の利点は，医療上必要と思われるサービスを，提供者は経済的な制約を気にすることなく提供できることであるといわれている。しかし一方では，実際にサービスを行わなければ医療施設に収入が入ってこないという欠点もある。例えば，救急医療のために，専門医を雇い，機器を整備して待機していても，救急患者がこなければ，収入は発生しないことになる。そのほかにも正しく診断をし，治療が成功した場合には収入が少なく，診断や治療に失敗すると収入が増えることになる。つまりインセンティブが医療のあるべき姿として逆転しているといわれている点は重大な欠点であろう。

　出来高払のほかにイキリスのGPのように主として登録者の人数を基礎に医療費を支払う方法（人頭払方式）や，近年アメリカにおけるDRG（diagnosis related groupの略）による支払方式などいろいろの支払方式がある。しかし，それぞれの支払方式には一長一短があり，理想的な支払方式はどのようなものかまだわからないといわざるを得ない。

参　考　文　献

1)　勝沼晴雄：公衆衛生学的接近，両江堂（1966）
2)　国民衛生の動向，厚生統計協会（1990）
3)　郡司篤晃，小林修平，富永祐民，上島弘嗣，池田義雄：健康管理概論，同文書院（1987）

---

†　現物給付（in kind）とは，保険の加入者には医療サービスという現物が給付されることである。現金が給付される制度（in cash）は，医療の場合には療養費支払方式と呼ばれる。

演習問題

- 【1】 公衆衛生とは何か，述べよ。
- 【2】 疾病の予防活動を疾病の経過との関連で分類せよ。
- 【3】 WHOのいうヘルスプロモーション憲章の概念を説明せよ。
- 【4】 生活習慣病とは何か。
- 【5】 保健所の所属する自治体は何か。
- 【6】 WHOの健康の定義を述べよ。
- 【7】 健康の指標を列挙して指標としての特質を述べよ。
- 【8】 出生率の指標にはどのようなものがあるか。
- 【9】 我が国の高齢者人口の変動について述べよ。
- 【10】 現在の我が国の死因別死亡率の上位3位までの疾患を記せ。
- 【11】 またその動向について述べよ。
- 【12】 現在我が国で行われている予防接種を記せ。
- 【13】 老人保健法に基づく事業にはどのようなものがあるか。
- 【14】 過去において公害による健康障害を五つ例示せよ。
- 【15】 医療施設を開設するときはどのような手続きが必要か。

2 医学概論

2.1 医学と医療

　あらゆる生物は死を恐れ，これに対する何らかの防御が形態上または機能上なされている。また病を得れば，これを癒すための何らかの手段が用いられる。これが生物のもつ本能である。ヒトもその例にもれず本能として病を癒す手段や方法を用いてきた。ヒトは他の生物とは違い知恵をもっているために，古代原始時代から今日までその方法・手段が発達してきた。この方法・手段が行為として行われることが「医療」である。

　医療は有史以来各地方，各人種によって歴史的にさまざまな変遷を経ており，あるものは消滅し，あるものは発展して今日まで存続しているものがある。このような歴史的変遷の中で，医療が「医学」としての体系をもつようになったのは，16世紀にヨーロッパでおきたルネサンス以降である。すなわち医学は現代科学への発展によって確立されてきた学問としての概念と体系に基づくものである。その根底は物理学，化学，生物学，数学，心理学，哲学などによって支えられている。これらの学問はすべて「科学（science）」のカテゴリーに属しているから，つねに実証性が要求される。医学がこれら基礎となる学問と異なる点は，「病を癒す」という目的をもっていることであり，この点は工学（technology）と似て応用の学問である。

医療は病を癒す行為として医学に基礎をおいている。すなわち現代の医療は科学としての医学の応用として行われている。しかし医療は本来の目的のためには科学としての医学のみならず文学，音楽などの芸術，宗教から社会の風習，伝統，倫理，道徳，法律，経済と人間を取り巻くあらゆるのものが取り入れられている。それが医療の実体であり，医学そのものではない。われわれが医療に従事する場合には，これを学問としての「知識」と行為としての「術」とヒトを対象とする上での「道」の三位一体の上に立たねばならない。この場合の道とは医学としての哲学であり，倫理であり，道徳である。そのためにはつねに自己批判がなされなければならない。

2.2 医学の歴史

2.2.1 原始時代の医療

有史以前の医療についてはじつのところあまり知られてはいないが，約1万年前の原始人の骨から，骨腫，炎症の骨変化，代謝性骨変化などが見いだされたという報告がある。また，ミイラも古代人の疾病の研究材料となっている。エジプトのミイラの骨格の変化として関節炎，小児麻痺や結核性変化としての脊椎カリエスなどが原因となったと思われるものがある。またペルーのミイラから動脈硬化を推測する変化が認められている。

原始時代の医療を推測する一つの手だては，現在もなお地球上に残されている未開人の医療風習を研究することである。これとて永い年月の中で変化をしてきたことであるからそのまま理解するわけにはゆかない。しかしいずれにしても原始社会では，病は悪魔や怨霊が身体に入り込んだり，あるいは彼らの信仰する神へのタブーを犯すことによる神からの罰であると信じられている。したがって治療法としては悪魔や怨霊を追い出すべく呪文を唱えたり，内服や外用の薬を用いたり，太鼓をたたいたり，ときには患者を打ったりすることもある。また神々への謝罪としての宗教的儀式がとられたりもする。病気の予防としては魔よけの儀式を行うこともあり，身体に彩色を施したり，いれずみをしたりすることもある。このような原始医療は，今日の科学的な医療とはまった

く異なった理論，すなわち超自然的な思想体系に基づいてでき上がったものである。

2.2.2 古代の医療

今日われわれが古代文明の医療といえば，有史以前を脱した文化的体系をもった社会として，また文字を介して今日まで文献的に残された国家的社会での医療である。いうなれば古代エジプト，バビロニア，メキシコ，ペルー，古代インド，古代中国などの医療である。この時代には社会は組織化され，今日でいう科学的技術を生み，思想をもっていた。人々は原始の，単純な超自然的信仰から脱却して，近代への出発点となる時代である。

〔1〕 古代エジプトの医療

エジプトでは5，6千年前にパピルス草の茎を材料とした紙が作られ，医療に関する記載が今日まで残されている。

エジプト医学では肛門が病気の根源であり，心臓が生命の中心であると考えた。医師は祭司であり宗教的儀式によって病気の源となる悪魔や悪霊を追い払う呪文を唱えたという。パピルスに残された記載には，超自然的な医療法とともに現在にも通ずる医学的内容がある。例えば糖尿病や寄生虫に起因する病気や，また薬物とその処方などの記録がある。

〔2〕 バビロニア文明の医療

現在の地図の上では中近東のイラクに属するメソポタミア地方で栄えた文明であり，エジプト文明よりも古いといわれている。文献的記載には粘土板が用いられ今日にもなお残存しているものがある。

医療は古代エジプトと同じように宗教が中心となっている。病は罪に対する罰として神から与えられ，その結果として悪魔が病をもたらすと考えた。治療には宗教的行為として祈とう，呪文によるとともに占星術などの占いがしばしば行われたが，これは高度に発達した天文学によっていた。一方，外科的処置や薬物も用いられ，肝や眼の疾患，呼吸器疾患，淋病，中耳炎，腎石，脳卒中などについても多少の知識があったことが文献的に残されている。

この時代にあって医師は聖職者としての身分を有し，その医療行為に対しての報酬が定められていたらしい．

〔3〕 古代メキシコと古代ペルーの医療

中央アメリカや南アメリカの古代文明については，その繁栄は多くの遺跡や遺物から想像されるが，いまだ不明の点も多い．その医療は古代エジプトやメソポタミア医療と匹敵するものである．宗教的医療であったことも同様である．病は罪に対する罰，悪魔による魔術と考え，これに対して祈とう，呪文による儀式が行われた．医業はかなり分化しており，一般医，外科医，占師，瀉血医，薬剤師が存在した．外科技術はかなり活発であったようである．特にペルーでは頭蓋骨の穿孔術が行われたと思われる孔のあいた頭蓋骨が発見されている．また四肢切断，腫瘍の切開なども行われたといわれている．古代メキシコには 1200 種に及ぶ薬物があったという．

以上の古代医療はほとんど消滅したが，古代インド，古代中国の医療は現在に至るまで変遷をしつつも存続した．

〔4〕 古代インドの医療

インド医療の歴史は紀元前 800 年頃を境として前半と後半に分けられる．前半はヴェーダ時代といい医療についての文献はわずかしか残っていない．この時代の医療は原始医療に属しており，治療は主として宗教的儀式にのっとり，病の根源となる罪の告白，呪文による悪魔払いが行われた．

後半は紀元前 800 年から紀元 1000 年頃まで続いたバラモン時代である．この時代，社会はヒンズー教の僧侶によって支配されていたが，医師は僧，武士に次ぐ第三カーストに属していた．医療は内科，外科に分かれ，かなり理論的な医師教育が行われていた．また医師の倫理も確立していたようである．しかしながら医療にはなお宗教的，超自然的信仰が残されており，悪魔が病をもたらすとか，人が前世で罪を犯した結果としての「業病(ごうびょう)」の思想があった．また紀元前 500 年頃からは仏教の影響が医療にも入ってきた．インドに病院が作られたのもこの頃であり，西欧がキリスト教の思想によって病院を作ろうとした時代よりも数百年も前であった．

バラモン医療はかなり論理的であった。占星術に基礎をおく特定の日，六つの季節があり，また五つの基本的要素として，土，水，空気，火，空があり，二つの基本的性質として，暑，寒が，三種の体液として，空気，胆汁，粘液が，六つの身体的要素として，乳び，血，肉，骨，髄，精液がある。これらの組合せの上に診断があり治療があった。当時の診断法はまず徹底した問診，視診，触診，およびその他の感覚を使っての方法，例えば尿糖の味診などによっていた。

種々の症状や疾患が当時も知られていた。肺結核，糖尿病，マラリア，癩病，破傷風，丹毒，肝臓病，鼠とペストの関係，蚊とマラリアの関係なども記録がある。治療は食事療法が中心であったが，多種類の薬物も用いられた。外科的療法も積極的に行われたようであり，外科用具もいろいろ作られた。天然痘の予防接種法が知られていたことは驚くべきことである。

〔5〕 古代中国の医療

古代中国での医療の創始者は伏義（紀元前 2900 年頃？）といわれており，陰陽の基礎哲学を考え出した。神農（紀元前 2700 年頃）は薬物を研究し，また鍼術の創始者といわれている黄帝（紀元前 2600 年頃）は内科的疾患の古典である「内経」の作者とされている。これら伝説的な 3 人の皇帝が中国医学の祖といわれており，彼らの思想が医療の基本となっている。

診断は主として脈拍の触診と舌の視診によっている。薬物は 1 800 種も知られており高度に発達した。これらのうち近年西欧医学に取り入れられたものもたくさんある。また鍼，灸は中国特有の技術として今日まで用いられている。

2.2.3 ギリシャ医学

〔1〕 ギリシャの医療

古代ギリシャの医学は近代医学の原点といわれるほど科学的である。古代ギリシャの人々は紀元前 2500 年頃から彼らの文明を創造した。医療は初期においては原始的な色彩をもち，超自然的であったが，しだいに超自然主義から脱却し，理性的に，論理的に，そして科学的になった。ギリシャ人自身が健康に

ついては非常に強い関心をもっていたためであろう。

　ギリシャには多数の神々がおり，病を作り出す神々，癒す神々がいたが，アポロが病を癒す神として信仰されていた。しかし紀元前5世紀頃からはアスクレピオスが医神として崇められた（図2.1）。アスクレピオスのもっている杖とこれに巻きつく蛇が今日でも医業のシンボルとして広く用いられている。彼の医療は宗教的色彩が強く，アスクレピオスの神殿において医療が行われた。

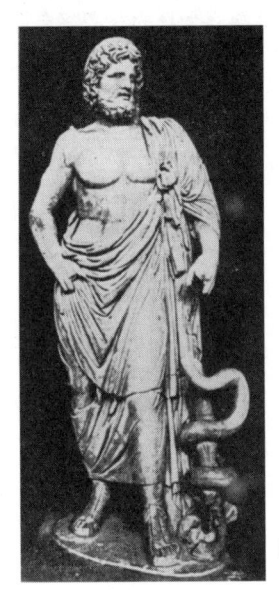

図2.1　アスクレピオス像

　同じ頃，後にヒポクラテス学派と称される医学派が発生している。当時ギリシャでは医師は職人であり徒弟制度によって医術が受け継がれた。また医学はギリシャ哲学とたがいに影響しあった。その例としてエムペドクレス（BC 504〜433）の四元理論がある。物質界の基本元素として「空気，火，水，土」があり，これら四元素はそれぞれ「熱，乾，湿，寒」の四性質と結合してその働きをもつと考えた。この物質界の原理を人体に当てはめ，四種の基本体液として「血液，粘液，黄胆汁，黒胆汁」をあげ，これら体液は「心臓，脳，肝臓，脾臓」に関連していると考えた。この理論はヒポクラテス（BC460〜377）に受け継がれており，その後の西欧医学の根源的な古典思想となってい

る。

　ヒポクラテス派医学の集大成として，紀元前3世紀頃に編集されたヒポクラテス全集がある。これはヒポクラテスのみならず多くの医師によって書かれたといわれ，50～70冊くらいからなっている。この著書の特色は自然的，合理的方法を強調し，理論より実際を重んじ，疾病経過の観察を重視し，経験を尊んでいることである。また疾病に対しては診断よりも治療と予後の判定を重んじた。治療にあたっては身体の局所ではなく全身的な考察を巡らし，病人自身のもつ自然の治癒力を助けることを考えた。その方法の一つとして食餌療法を行った。このヒポクラテス全集の巻頭に，"生命は短く，技術の道は遠く，経験はなり難い。医療は医師が義務を果たすのみでなく，病める者，それを助くる者すべての協力によって可能となる"という言葉がある。現代でも医療に携わる人にとってきわめて感動を与える言葉である。

　またヒポクラテス学派は医療に対する高度の倫理観念をもっており，「ヒポクラテスの誓い」の精神は今日に至るまで医師の倫理の根底に生きている。米国の医学校では学生が卒業式においてこの誓いの言葉を述べるということである。その全文を以下に掲げる〔参考文献9）より〕。

　アポロン，アスクレピオス，ヒュギェイア，パナケイア，それにすべての神々に私の義務を，力と判断力の及ぶ限り果たすことをここに誓う。私に医術を伝授した人を両親のごとく敬い，運命を共にし，窮乏の折には援助を惜しまない。師の子どもは私の兄弟と見なし，彼らが医術を学ばんとするときには，無料で，いかなる契約も行うことなく教えるであろう。私の息子および師の息子，それに慣習に従って契約し，宣誓を行った者には指導，講義，その他あらゆる教育を施すであろう。それ以外は何人にも一切教えることはしない。

　食餌療法は力と判断力の及ぶ限り患者のために行い，害が生じることのないよう誤った用法には十分注意するよう努める。たとえ頼まれてもけっして致死薬は与えない。自分から進んで与えることもしない。女性には中絶薬を絶対に渡さない。人生を潔く，敬虔に送り，治療を施すことを誓う。膀胱結石の手術は絶対に行わない。それはその専門家に委ねる。いずれの家を訪ね

> ようとも，ただ患者のことだけを考え，故意に不正を行ったり，危害を加えることをしない。男女の性を問わず，また自由市民，奴隷の身分を問わず性的交渉をもつことはしない。治療を通じて見聞したこと，また患者の秘密はけっして口外しない。
>
> この誓いを私が守り，破ることがなければ実生活でも職業でも幸運に恵まれ，人々に永遠に賞讃されんことを切に願う。もし誓いに背き，これを破れば逆の境遇にみまわれんことを。

"ヒポクラテスの誓い"には当時のギリシャ社会の政治，風俗，生活状態などを反映した医師の倫理的義務がうたわれている。例えば自殺や妊娠中絶を絶対に助けないということは，当時のギリシャ社会の様相を想像することができる。また膀胱結石の治療については当時は截石術師がこれを行っていたことから，他の専門領域を侵さない配慮があったものと思われる。一方，医師社会の結束を強めるとともに患者に対する医師としての倫理を具体的に示している。歴史の流れとともに，また医療の社会が地域的に広がるとともにその内容も変わっているが，具体的な，倫理的な項目は今日なお医療に従事する者たちの心得とされている。ヒポクラテスが"医聖"とか"医学の父"といわれるゆえんである。

ギリシャ医学は紀元前5世紀にヒポクラテスを頂点として熟成し，約1500年にわたってその寿命を保っていたが，その間，ヒポクラテス学派の体液説以外にもいくつかの学説が発生している。

〔2〕 **アレキサンドリアの医学**

紀元前3世紀に医学を含むギリシャ文明の中心地は古いギリシャから新しいエジプトの地アレキサンドリアに移り，アレキサンダー大王の世界征覇によってそのギリシャ文化圏を拡大した。アレキサンドリア時代の初期で注目されるのはヘロフィールス（約 BC 300）による人体解剖学への寄与である。彼は眼，脳，男女性器，血管系などについて優れた記載を残している。ヘロフィールスはヒポクラテスの体液説から脱却はできなかったが外科的な知識も有しており，薬と瀉血に重きをおいていた。彼の有名な箴言が今日に残されている。

"最良の医師とは治療可能なものと不可能なものとを区別できる人である"

ヘロフィールスとともにアレキサンドリア医学を支えたのはエラジストラトス（約BC 300）である。彼もまた脳，心臓，動静脈系の解剖を詳細に記載した。また病理解剖も行っており，腹水が肝硬変に由来することを述べている。消化や代謝についての実験的考察も行っており，ヒポクラテス学派の体液説を脱却した。

アレキサンドリア医学の特徴の一つは外科手技の発達である。甲状腺，ヘルニア，扁桃腺，白内障の手術が行われ，止血用縫合糸などが使用された。外科が独立の診療科ともなった。

〔3〕 ローマの医学

ギリシャ医学はアレキサンドリアを経てローマで花を開いた。その指導者はアスクレピアデス（約BC 100）である。彼は病気の原因は身体内の細孔を通過する原子運動の通過障害であると考えた。その点エラジストラトスの流れをくんだ思想である。したがって身体内の細孔の弛緩あるいは収縮をさせることが重要な治療法となっていた。この時代の有名な医師としてソラヌス（AD 100頃），アルキゲネス（AD 100頃），アレタエウス（AD 150頃）などがおり，精神病が身体の面から取り上げられていた。また糖尿病，破傷風，ジフテリア，レプラなどの記載が残っている。以上の医師はギリシャ人であったが，ローマ人としてはケルススがおり，外科手技やその用具についての記述を残した。またギリシャ人医師のディオスコリデスは薬物学の父と崇められており，600種に及ぶ薬用植物を記載している。

ローマ時代の最高の医師として今日までその名をとどめているのがガレノス（130～201）である。小アジアのペルガモンに生まれ，ローマにおいて活躍した彼は，偉大な解剖学者であるとともに実験生理学者でもあった。その記述はかなり科学的である。彼の最も有名な業績は血液の身体内の流れの理論である。

ローマは文化の退廃によって滅亡したといわれているが，その都市には立派な上下水道や浴場を建設した跡が今日まで残されている。すなわち公衆衛生の

面で優れた思想と技術をもっていたことがわかる．

2.2.4 中　世　医　学

　西暦500年から1500年に至る約1000年の間の医学を中世医学として特色づけることができる．中世の文化はローマ帝国の遺産と，アラブ系民族を主体とするいわゆる蛮族とキリスト教の文化の三者が結合したものである．今日，中世を文化の暗黒時代といっているように，医学もまた進展の乏しい混迷の時代であったといってもよかろう．

　中世初期は医療は主として聖職者によって行われ，その根拠地は修道院であった．したがって医療はキリスト教に依存する宗教的な傾向をとっていた．病気は罪に対する罰であり，悪魔に魅入られた結果であると考え，治療はざんげ，祈りなど神の加護に負う方法がとられた．これはあたかも古代医療の超自然主義的な医療に似ているが，その内容はキリスト教的思想と科学的知識が結合したものである．これまで隆盛をもたらしたギリシャ医学は後退した．

　しかしギリシャ医学は蛮族といわれたアラブ系民族に受け継がれた．彼らはギリシャ医学の文献をアラビア語に翻訳するのみならず，高度なアラビア文化の一つとした．中世初期の修道院医学はスコラ（学校）へと移った．すなわち医学は大学で教授される時代に入った．スコラ医学時代の初期のアル・ラージ（860～932）は天然痘と麻疹に関する優れた論文を著している．またイブン・シナ（980～1063）の著した医典（カノン）は指導的な医書として永くその生命を保った．イサーク・ユダエウス（850～950）やアブルカシム（936～1013）の名も当時の名医として現今までその名が残されている．12世紀にはスコラとしてサレルノ医学校が繁栄した．この時代に麻酔法が医療に用いられている．

　その他，モンペリエ大学1181年，パリ大学1110年，ボロニア大学1113年，オックスフォード大学1167年，ケンブリッジ大学1209年，パドゥア大学1222年と各地に大学が設立されているが，サレルノ医学校を除きこれらの大学での医学者は聖職者であった．モンペリエ大学は13世紀に繁栄し多くの優

れた医師を輩出している。この世紀に西洋では眼鏡の使用が始まっている。しかし中世の医学は，その永い時代であったにもかかわらず，思弁的，文献的，哲学的であり，科学的，実験的面において劣っていたといえる。特に外科については，1163年ツールの宗教会議での「教会は血を流さず」という布告に基づいて，聖職者である医師に外科を禁止した。そのために外科的手技は非医者である床屋，風呂屋，去勢術者，絞首刑役人などの手にゆだねられ，きわめて低い社会的地位に追い込まれ，この影響は18世紀まで続いた。わずかにサレルノ医学校において卓越した外科医が生まれている。

中世には重大な疫病として，2回のペストの大流行があった。1回目はユスチヤーヌス時代の542～543年に，2回目は1348年である。伝染病に対してキリスト教は理解が進んでいたので，公衆衛生に対する対応がなされ法規も作られている。

中世医学の一つの特色として医師をドクターという称号で呼ぶようになった。このことは医師の教育が組織化され，社会的立場が向上したことを示すものである。もう一つの特色としては病院の設立である。病院は古くはインドにおいて仏教に基づいて作られていたが，西欧ではキリスト教に基づいて作られるようになった。これらキリスト教病院は今日のような医療中心の施設ではなく，むしろ，寄る辺なき巡礼者，貧者，不具者などを収容し，憩いを与える慈善施設であった。hôtel という名称がそれを表しており，現在われわれのいう hospital の語源となっている。

2.2.5 ルネッサンス医学

15世紀から16世紀にかけて古い時代の文化の新たなる復活を迎えた。この時期をルネッサンス（Renaissance）と呼び，フランス語では「再生」を意味するが，日本語では文芸復興と訳されている。この文化革命はイタリアを中心として開花した。美術，建築，音楽，文学，科学と広い範囲に及んだ。政治・社会的には火薬の導入による戦争様式の変化，東ローマ帝国の滅亡，グーテンベルグ（ドイツ人，1398～1468）による印刷技術の発明，ヴァスコ・ダ・ガマ

2.2 医学の歴史

による東インド航路の開拓，コロンブス（1451～1506）のアメリカ大陸発見，宗教面ではルターの「99か条のテーゼ」の公表，カルヴァンの宗教改革などがあった。科学ではコペルニクスの地動説が公表された。経済面では貨幣制度の確立，銀行業務の発展，資本主義の発生など，まさに中世社会の解体が行われた時代である。新しい帝国としてスペインが勃興して隆盛を極め，オランダが独立し，ポルトガル，スペイン，イギリスをはじめ欧州の国々が海外航路を開拓し，しだいにその領土を世界に広げていった。

このような華々しい改革と発展の中で，都市は極度に不潔となり，流行病の蔓延があり，迷信が横行して魔女狩が猖獗を極めた。

ルネッサンスを代表する芸術家にして科学者は天才レオナルド・ダ・ヴィンチ（1452～1519）である。絵画，彫刻は写実主義が支配的となり，人体解剖学が芸術と密接な関係をもっていた。ダ・ヴィンチは生涯において老若男女30余の死体を解剖し，骨，筋，神経，血管などの解剖図を作っている。今日の解剖学から見てその正確さは驚嘆に値する。

ルネッサンス時代で今日までその名を残す医学者は多数いるが，レオニケヌス（1428～1524）は医学文献学者として著名であったのみならず，梅毒に関して貴重な記載を残している。薬物治療が本草に依存するところがきわめて大きい当時としては植物学が発達した。オットー・ブルンフェルス，レオナルド・フックス，ヒエロニムス・ボック，コンラッド，ゲスネルなどが薬用植物学者として有名であるが，特にドイツのヴァレリウス・コルドス（1515～1544）は近代的な薬物書を残している。臨床医として名声を馳せたジュアン・フェルネル（1506～1588）は「生理学」，「病理学」，「治療学」からなる3巻の書を著した。彼の著書にはインフルエンザの症候，性病としての梅毒の感染様式など，また肺結核，心内膜炎，腎結石，穿孔性虫垂炎などの解剖結果を記録として残した。この時代に医学教育の方法として病床教育（bedside teaching）が取り入れられたことは大きな進歩である。

さらにルネッサンス時代の医学者として後世にその名をとどめている人としてジオラモ・フラカストロ（1484～1553）がいる。彼は医師であるとともに自

然科学者であり，また詩人でもあった。梅毒（syphilis，シフィリス）の命名者であり，伝染性疾患について深い造詣をもっていた。今日では細菌として明らかにされているが，当時すでに"germ"と称する伝染性物質を想定していた。天然痘，麻疹，ペスト，肺結核，レプラ，発疹チフス，梅毒などが感染性疾患として記載されている。

アンドレ・ヴェザリウス（1514～1560）は解剖学の祖ともいわれるほど大きな貢献を解剖学の面で残した。彼の著書「人体構造論」は今日でも名著として残されている。彼は23歳の若さでパドゥア大学の解剖学の教授となった。死体解剖による精密な観察から古典的なガレノス解剖学の誤りを一掃した。そのほかにも当時は錚々たる解剖学者が輩出している。

当時の伝統的なガレノス派の体液理論を真っ向から批判し，当時の錬金術である化学と占星術に立って，疾患を考え治療法を探究したパラケルスス（1493～1541）がいる。またアンブロア・パレ（1510～1590）は火薬による銃創の外科的治療に長じており，当時床屋なみに見られていた社会的身分の低い外科医の立場を高めた。

2.2.6 17世紀の医学

ルネッサンスを経た17世紀は学問，特に基礎的な科学の花開く時代である。数学者にして哲学者のデカルト，ライプニッツ，パスカル，物理学者ニュートン，天文学者ガリレオ，ケプラー，ギルバート，化学者ボイル，ヘルモント，哲学者ベーコンと，現在に名を残す人々の名をあげれば枚挙にいとまがない。

医学の面でまず名前の出るのはウィリアム・ハーヴェー（1578～1657）である。彼は血液循環の理論を解剖学的に，実験的に打ち立てた最初の人であり，循環生理学の祖といわれている。De motu cordis（心臓の運動について）が1628年に著されたが，今日に残された名著である。しかし彼にしてなお古典的なガレノス理論を脱し得なかったともいわれている。

17世紀には循環生理学の偉大な発展のみならず，各領域での目覚ましい進歩が見られる。呼吸生理学についてはロバート・ボイル（1627～1691）やロバ

ート・フック（1635～1703），リヤード・ローウァー（1631～1691）などがいる。消化生理学ではシュアン・バプテスト・ヴァン・ヘルモント（1577～1644）による胃液中の塩酸の発見がある。またイタリアのパドゥアのサンクトリウム（1561～1636）による体温計の発明や代謝の研究がある。

この時代の医学の研究を強力に推し進めた大きな開発にアントニオ・ヴァン・リューヴェンフック（1632～1723）による顕微鏡がある。彼自身が顕微鏡を発明したわけではないが，その改良によって人体の各器官や組織の微細構造を観察して，今日の顕微鏡的解剖学の糸口をつかんだ。系統的に顕微鏡的研究を行い，今日多くの解剖学名に名を冠しているマルセロ・マルピギー（1628～1694）は同時代の人である。

臨床医家としてこの時代に名を残した人にトーマス・シデナム（1624～1689）がいる。彼は卓越した臨床観察と比較的合理的な治療を行った。その点ヒポクラテスの流儀をくんでおり"英国のヒポクラテス"として尊敬を受けている。

17世紀は多数の優れた医学者，臨床医師が輩出し，現在に及ぶ生理学，解剖学の業績や臨床上の事実などが解明された。しかし大学はなお中世の域を脱し得なかった。この中で特記すべきことは，イタリア，フランス，ドイツなどヨーロッパの主要な国々では，大学とは別に自由な科学アカデミーが生まれたことである。はじめて医学雑誌が発行されたのもこの時代である。

2.2.7　18世紀の医学

17世紀に引き続いて医学はさらに進展をみたが，その裏づけとして18世紀では哲学的な啓蒙運動の影響が強い。しかしニュートンによる基本的な力学法則の見事な体系の発見から，医学もまた単純に体系化しようとする試みがなされた。例えばフレデリック・ホフマン（1660～1742）は人体を一種の水圧機械と考え，神経系にはある種の液が循環しているという説を立てた。またウィリアム・カレン（1712～1790）は生命と疾病の基本的現象は神経力にあるという説を立てた。臨床家としてはヘルマン・ベルハーヴェ（1668～1738）を頂点と

して優れた数々の医師がその門下から生まれている。彼の生まれたオランダ，特にライデンが世界の医学の中心となった。外科についてはフランスおよびイギリスで発展し，外科医の社会的地位も高まった。

この時代で注目すべき進歩の一つとしてレオポルド・アウェンブルガー（1722～1809）によって書かれた「打診法」の出版がある。胸部検査としての新しい技術として今日に至るまで用いられている。また体温計測，脈拍数計測，血圧測定など物理的計測が開発された。また生体の電気現象について，ルイギー・ガルバーニ（1737～1798）とアレサンドロ・ボルタ（1745～1827）による発見と論争は有名である。生体の電気現象が後に電気物理学の大きな発展の端緒となった。

18世紀にイギリスで生じた啓蒙思想は理性的判断に基づいており，科学，ひいては医学にも大きな影響を及ぼしたことはいうまでもない。啓蒙思想によって，古代から中世を経てなお社会に存在した病因としての悪魔を信じるような迷信はしだいになくなった。したがって悪魔にとりつかれたと思われていた精神病患者に対する治療法が，医学として人道的な方向へ移行した。また啓蒙運動は社会医学，すなわち今日でいう公衆衛生の目を開いた。まず軍隊，刑務所の衛生状態の改革が進められた。発疹チフス，腸チフス，結核などの伝染病に対する予防措置，水兵の壊血病の予防などが取り上げられた。同時に個人の生活の中での衛生状態もしだいに改善の方向に向かった。その一つの輝かしい業績としてエドワード・ジェンナー（1749～1823）による人痘法の開発と普及への努力がある。天然痘予防のための種痘法はすでに古代中国の医療法として記載されていたが，ジェンナーは安全な方法を開発したのである。

啓蒙思想の運動はやがて博愛主義的思想を生み，医の倫理の高揚へと発展した。また優れた医療が一部の特権階級に限定されることなく大衆に向かって行われるようになってきた。

2.2.8　19世紀の医学

ルネッサンスによる科学的革命に入った医学の進歩は，古代から中世へと流

れていた宗教的,自然的,思弁的な医療を,現代に通じる科学的,実験的,実証的な医療へと脱皮しつつ,その成果が19世紀において体系をもつに至った。また自然科学の一つである医学は,他の領域である理・工学をはじめ広い範囲の科学と交流をもち発展を開始した。同時に個人衛生,公衆衛生の発達から社会機構,都市機構,政治,経済など国家,社会に広く関連をもつようになったのが19世紀である。

19世紀医学および医療の発展の特色は病院が中心となったことである。中世から18世紀に至る病院は病人の治療というよりも行路病者や不具者の収容所であり,不潔さは刑務所にも匹敵するといわれていた。しかし19世紀には,病院は博愛主義,人道主義を基盤とする科学的医療の中心となり,患者に目が注がれた医学の研究が進められた。医学教育もまた病院において,ベッドサイドの教育が重視された。

19世紀初期には診療においてアウェンブルガーによる打診法が広まるとともに,ルネ・テオフィール・ヒアシンス・レンネック（1781～1826）による聴診法が開発され,聴診器が医師のシンボルとなった。フランスではさらに著名な臨床家としてフランソワ・ジョセフ・ヴィクトル・ブルツセー（1772～1838）,ジャン・バプテスト・ブイヨー（1796～1881）,ピエル・アドルフ・ピオリ（1794～1879）,アルマン・トルッソー（1801～1867）などがいる。また医学には専門分科が生まれた。病理学のジュアン・クリューヴェイエ（1791～1874）,小児科のシャール・ミッシェル・ビラード（1800～1832）,脳についてはフランツ・ヨセフ・ガル（1758～1828）などがいる。

甲状腺腫は日本ではバセドウ病として有名であるが,イギリスではグレーヴス病と呼ばれているロバート・グレーヴス（1796～1853）,心臓疾患で症状名となっているアダム・ストークス症候群やチェーン・ストークス呼吸型にその名を残すウィリアム・ストークス（1804～1878）,副腎に由来するアディソン病のトマス・アディソン（1783～1860）,ホジキン病のトマス・ホジキン（1798～1864）などがいる。

ドイツ学派としては,ヨハン・ルーカス・シェーンライン（1793～1864）,

イグナツ・デュリンガー (1770~1841), ヨハン・フリードリッヒ・メッケル (1781~1833), アルブレヒト・フォン・グレフェ (1828~1870) などがいる。

医学における科学的方法論は, 医学の専門分科を推し進めるとともに, 広く基礎医学の研究成果を生んだ。

生理学でまず名をあげねばならないのはヨハネス・ミューラー (1801~1858) である。彼は神経系, 感覚系をはじめ広範にわたる研究を行うとともに多数の著名な弟子を輩出した。その中にはヘルマン・ヘルムホルツ (1821~1894), エミール・デュ・ボア-レイモン (1818~1896), エルンスト・ブリュッケ (1819~1892), フリードリッヒ・ウィルヘルム・プリューゲル (1829~1910) などがいる。また病理学の面ではルドルフ・ウィルヒョウ (1821~1902), 細胞学のテオドル・シュワン (1809~1885) などが有名である。

実験生理学者としては, 脊髄前根と後根に関するベル-マジャンディの法則に名を残すフランソワ・マジャンディ (1783~1855) とチャールズ・ベル (1774~1842), 延髄の呼吸中枢の所在を確かめたピエール・ジュアン・フルーランス (1794~1867), 大脳皮質の言語中枢を記載したポール・ブロカ (1824~1880), 除脳犬を作ったフリードリッヒ・レオポルド・ゴルツ (1834~1902), 感覚生理学でウェーバーの法則として名を残したエルンスト・ハインリッヒ・ウェーバー (1795~1876) などがいる。

組織学, 解剖学の面ではエヴァンゲリタス・プルキンエ (1787~1869), ウィルヘルム・ヒス (1831~1904), 神経変性で有名なアウグスト・ヴォルネー・ワラー (1816~1870) などがいる。

化学的手法から研究を進めた人々としてはユストゥス・フォン・リービッヒ (1803~1873) やその門下のカール・フォン・フォア (1830~1908), マックス・フォン・ペッテンコーフェル (1818~1901) は代謝について名を残している。またフォアの弟子マックス・ルブナー (1854~1932) は基礎代謝と体表面積の相関を明らかにした。これらの人々によって古代から続く食餌療法, さらに経験的な栄養学がはじめて科学的な栄養学として医学の一分科となった。

マジャンディの弟子であるクロード・ベルナール (1813~1878) は肝におけ

2.2 医学の歴史

るグリコーゲン合成作用を発見したり，延髄の糖刺による糖尿病の研究，さらに血管運動神経機能を明らかにするなど，内分泌面，自律機能面での大きな業績をあげたが，1865年に著した「実験医学序説」は今日でも名著としての評価を得ている．また同時期の偉大なる実験生理学者であるシャール・エドワード・ブラウン-セカール（1817～1894）による脊髄半截実験は，今日でもなお生理学教科書に名を残している．この時代に生化学を医学の中で確立したのはヘモグロビンの発見者であるフェリックス・ホッペ-ザイラー（1825～1895）である．

病理学では何といってもルドルフ・ウィルヒョウ（1821～1902）がいる．19世紀後半で，医学界で世界的に最高の名声を馳せた人である．数々の発見とともに公衆衛生の面でも大きな貢献をしている．

細菌（微生物）を最初に観察した人はリューヴェンフックであり17世紀のことであるが，それが伝染病の病原となることに気づいたのは19世紀に入ってからである．そして細菌学を樹立したのはフランスのルイ・パスツール（1822～1895）とドイツのロベルト・コッホ（1843～1910）である．彼らとその門下によって次々と伝染病の病原体が発見された．**表2.1**に主なものを示す．

19世紀の末において微生物学の面ではじめて北里柴三郎，志賀潔ら日本人の名が西洋医学の歴史の中に登場するようになった．

細菌学において，病原菌の発見に続いて感染予防，診断法，治療の研究が進んだ．社会的には防疫が問題となり，消毒や滅菌の方法が開発されるようになった．1890年にコッホによってツベルクリンが発明されて結核の診断に貢献した．同年ジフテリア，破傷風の抗毒素が発見され治療に用いられた．1896年に腸チフスの凝集反応（ヴィダール反応）が診断に用いられた．このように血清療法，血清診断法が新たに登場した．これらの開発は20世紀に入ってその成果が上がり，高く評価された．

細菌感染の予防として，産科における院内感染が大きな問題であったが，イグナツ・ゼンメルワイス（1818～1865）は産褥熱の原因を追求し，無菌法を普

2. 医 学 概 論

表2.1 伝染病の病原体とその発見者

発見年	病原体	発見者
1850	炭疽病	ダヴェーイン, レイエ
1860	トリコモナス	ウィルヒョウ, チェンカー
1868	回帰熱	オーベルマイヤー
1875	アメーバ赤痢	リョッシュ
1879	淋病	ナイセル
1880	腸チフス	エベルト, ガフキー
	癩病	ハンセン
	マラリア	ラヴェラン
1882	結核	コッホ
	鼻疽	リョフラー
1883	丹毒	フェライゼン
	コレラ	コッホ
1884	ジフテリア	クレヴス, リョフラー
	破傷風	ニコライエル, 北里
	肺炎	フレンケル
1887	流行性髄膜炎	ヴァイヒゼルバウム
	マルタ熱	ブリュース
1889	軟性下疳	デュクリー
1892	ガス壊疽	ウェルチ
1894	ペスト	イェルシン, 北里
	ボツリヌス中毒	ヴァン・エルメンゲム
1898	細菌性赤痢	志賀
1901	睡眠病	ブルース, ダットン
1905	梅毒	シャウデン
1906	百日咳	ボルデー

及させる原動力となった。

　外科学の面で19世紀最大の成果は麻酔法の開発である。麻酔薬は古代から存在し，人類はこれを宗教的に，狩猟に，享楽に，あるいは医療に用いたという記載がある。しかし，科学的な医療用として外科手術に利用され始めたのは19世紀で，その舞台はアメリカである。1844年歯科医ホーレス・ウェルズ（1815～1847）は亜酸化窒素で歯科治療上の麻酔を行うことに成功した。またマサチューセッツ総合病院（MGH）において，ウィリアム・トーマス・グリーン・モートン（1819～1880）はエーテルを用いて全身麻酔を行い，外科医ウァーレンが外科手術を行った。1846年10月16日のことである。今日の発達した全身麻酔法はここで誕生した。麻酔法の研究開発はアメリカからヨーロッ

パへも及び，世界的に外科・産科方面の外科的療法に偉大な貢献をした。

麻酔法とともに19世紀での大きな貢献は，ジョセフ・リスター（1827～1912）による外科治療における石炭酸を用いた消毒法である。消毒法はさらに無菌法へと進み外科治療を一新させた。

臨床外科医としては，腹部外科でテオドール・ビルロート（1829～1894）が有名である。彼は食道，幽門，腸の一部の切除をはじめて行った。またこの時代に虫垂切除，胆嚢切開，腎切除，脳腫瘍や脊髄の手術，甲状腺手術，皮膚移植，卵巣摘出，子宮摘出などが始められ，乳癌，ヘルニアの手術法も新しい進歩をみた。新生児全員に硝酸銀溶液の点眼を行い，淋菌感染を絶滅したのはカール・ジグムント・クレデ（1819～1892）の功績である。

医学における専門分科として整形外科，眼科，耳鼻咽喉科，小児科，皮膚科，精神科，神経科などの専門科の医師が生まれ，医科大学にもそれらの講座ができた。

この時代で特記すべきことは1836年にドイツで看護学校が設立されたことである。またイギリス婦人のフローレンス・ナイチンゲール（1823～1910）の努力による看護法の確立と教育の充実がある。クリミア戦争における彼女の経験と強烈な博愛思想がこれを成し遂げたのである。

19世紀における細菌学の発展は，当然，予防医学を目覚めさせるとともに公衆衛生の発達を促した。伝染病に対する防疫，都市における上下水道，汚物処理，刑務所や軍隊の衛生，さらには工業の発展に伴っておきる労働問題，職業病への問題に発展した。その結果として欧州の先進国や米国では公衆衛生のための法律が作られ，また民衆のための教育，啓蒙がなされた。1884年ドイツでは国家として健康保険制度を取り入れた。

米国の医学は，植民地時代はあまり高い水準ではなかった。ヨーロッパから移住した医師あるいは多少の医学知識のある者たちの手にゆだねられていた。また医師の教育はイギリス，ドイツ，フランスなどへの留学によって行われていた。しかし19世紀に入って，マクドーウェルによる世界初の卵巣摘出手術，モートンによるエーテル全身麻酔法，ボーモンドによる胃の生理学的研究など

が行われたことは特筆すべきものである。19世紀後半に入り米国での医学教育はレベルを高めていくことができ，ジョンズ・ホプキンス大学，ハーバード大学，ミシガン大学などで医学教育が本格的に行われるようになった。ジョンズ・ホプキンス大学のウィリアム・オスラー（1847～1919）は，近代医学における医聖として世界的に尊敬を集めており，今日の医倫理の中心的人物となった。

2.2.9 20世紀の医学

　過去の思弁的医学を脱し科学的医学へ移行した19世紀の医学は，20世紀に入り他の科学分野の知識や技術を加えて急速な発展をみせている。医学はますます分科し，専門化しつつある。基礎的な医学の研究成果は医療へも大きく反映している。医療が高度になるに従い，従来の疾病統計に大きな変化をもたらした。すなわち，新生児の死亡率の減少，平均寿命の延長，死因の変遷などは当然，社会に大きく影響する。医療組織の変化，医療経済の増大，福祉行政への影響など，医療を巡る問題は国ごとの施策から世界的な規模へと拡大した。1948年に設立された世界保健機関（World Health Organization，WHO）は，まさに世界的規模に立って人類の健康福祉のために活躍を続けている。

　19世紀から20世紀にかけて医学上の一大業績にウィルヘルム・コンラッド・レントゲン（1845～1923）によるX線の発見がある。彼は1901年の最初のノーベル物理学賞を受けている。X線による診断と治療は，キュリー夫妻によるラジウム治療とともに，放射線の医学的応用として20世紀初頭の画期的な進歩の一つである。X線による画像診断として，1979年ノーベル医学・生理学賞を受けたコーマックとハウンズフィールドによるCTスキャナの開発は今世紀後半の一大進歩といえる。

　栄養学の発達も目覚ましいが，特にビタミンの発見は特記すべきことである。ビタミンの研究は米国において発展が著しい。

　ポール・エールリッヒ（1854～1915）を頂点とする化学療法のスタートも特記すべきものの一つである。特に梅毒の治療に用いられたサルバルサンは重要

2.2 医学の歴史

表 2.2 歴年のノーベル医学・生理学賞の受賞者および対象テーマ

1901 Emil von Behring 結核に対する血清療法
1902 Ronald Ross マラリア病原体の生活環の発見
1903 Niels Ryberg Finsen 尋常性狼瘡の光治療
1904 Ivan Petrovich Pavlov 消化生理の研究
1905 Robert Koch 結核に関する業績ならびに科学的細菌学の発展
1906 Camilo Golgi, Santiago Ramón y Cajal 神経系構造の業績
1907 Charles Louis Alphonse Laveran 原生動物の研究
1908 Paul Ehrlich, Elie Metchnikoff 免疫の業績
1909 Emil Theodor Kocher 甲状腺の生理学, 病理学および外科学上の業績
1910 Albrecht Kossel 細胞化学の研究
1911 Allvar Gullstrand 眼の通光学に関する業績
1912 Alexis Carrel 血管結紮, 血管および器官の移植法の発展
1913 Charles Richet アナフィラクシスの発展
1914 Robert Bárány 前庭器官の研究
1915〜1918 受賞者なし
1919 Jules Bordet 免疫に関する研究
1920 Schack August Steenberg Krogh 毛細血管調節機構の発見
1921 受賞者なし
1922 Archibald Vivian Hill, Otto Fritz Meyerhof 筋肉の生化学的研究
1923 Frederick Grant Banting, John James Rickard Macleod インスリンの発見
1924 Willem Einthoven 心電計の発明と発展
1925 受賞者なし
1926 Johannes Andreas Grib Fibiger スピロプテラ癌の発見
1927 Julius Wagner-Jauregg 脳梅毒のマラリア接種療法
1928 Charles Nicolle 発疹チフスの研究
1929 Christiaan Eijkman, Frederick Gowland Hopkins ビタミンの発見
1930 Karl Landsteiner 人類血液型の発見
1931 Otto Heinrich Warburg 呼吸酵素の発見
1932 Charles Scott Sherrington, Edgar Douglas Adrian ニューロンの機能研究
1933 Thomas Hunt Morgan 遺伝における染色体の機能
1934 George Richards Minot, William Parry Murphy, George Hoyt Whipple 悪性貧血の肝臓処理法
1935 Hans Spemann 実験発生学上の業績
1936 Henry Hallett Dale, Otto Loewi 神経衝撃の化学的伝達の研究
1937 Albert von Szent-Györgyi von Nagyrapolt 生物学的酸化, 特にビタミンCおよびフマル酸の触媒作用についての業績
1938 Corneille Heymans 呼吸の中枢性調節に関する業績
1939 Gerhard Domagk プロントジルの抗菌性の発見
1940〜1942 受賞者なし
1943 Henrik Dam, Edward Adelbert Doisy ビタミンKの発見と分析
1944 Joseph Erlanger, Herbert Spencer Gasser 神経線維の活動電位の波形分析
1945 Alexander Fleming, Ernst Boris Chain, Howard Walter Florey ペニシリンの発見
1946 HermannJoseph Müner 放射線による突然変異の研究
1947 Carl Ferdinand Cori, Gerty Theresa Cori グリコーゲン代謝の研究
      Bernardo Alberto Houssay 脳下垂体前葉ホルモンの研究
1948 Paul Mueller DDTの殺昆虫性の発見
1949 Walter Rudolf Hess 中脳の研究
      Antonio Caetano de Abreu Freire Egas Moniz 前頭葉白質切断法の発展
1950 Philip Showalter Hench, Edward Calvin Kendall, Tadeusz Reichstein 副腎皮質ホルモン, コルチゾンなどの発見
1951 Max Theiler 抗黄熱病ワクチンの発展
1952 Selman Abraham Waksman ストレプトマイシンの発見
1953 Fritz Albert Lipmann 助酵素Aの発見 Hans Adolf Krebs クエン酸回路の発見
1954 John Franklin Enders, Thomas Huckle Weller, Frederick Chapman Robbins ポリオウイルスの人体組織内培養法
1955 Axel Hugo Theorell 酸化酵素に関する業績

1956 Dickinson W.Richards, Jr., André F.Cournand, Werner Forssmann　心臓疾患処理の新技術の発展
1957 Daniel Bovet　アレルギーの緩和剤および外科手術時の筋肉弛緩剤の発展
1958 Joshua Lederberg, George Wells Beadle, Edward Lawrie Tatum　遺伝子の化学に関する業績
1959 Severo Ochoa, Arthur Kornberg　リボ核酸およびデオキシリボ核酸合成機構の発見
1960 Frank Macfarlane Burnet, Peter Brian Medawar　獲得性免疫耐性の研究
1961 Georg von Bekesy　聴覚の機構に関する発見
1962 Francis Compton Crick, James Dewey Watson, Maurice Hugh, Frederick Wilkins　DNAの三次元分子構造の解明
1963 Alan Lloyd Hodgkin, Andrew Fielding Huxley, John Carew Eccles　神経刺激のイオン移動に関する業績
1964 Conrad E.Block, Feoder Lynen　コレステロール制御に関する業績
1965 François Jacob, André Lwoff, Jacques Monod　細菌遺伝に関する業績
1966 Charles Brenton Huggins, Francis Peyton Rous　癌の発生とその化学的制御に関する業績
1967 Haldan Kesser Harline, George Wald, Ragnar Granit　視覚の生理学と科学に関する発見
1968 Robert William Holley, Hor Gobind Knorana, Marschall Warren Nierenberg　遺伝符号解読と蛋白質合成における働きの研究
1969 Max Delbrück, Alfred Doy Hershey, Salvador Edward Lurica　ウイルスの複製機構と遺伝的機構に関する研究
1970 Bernard Katz, Ulf Savante Von Euler, Julius Axerlord　神経生理学における化学的伝達物質に関する研究
1971 Karl Wilber Sutherland　ホルモンの細胞内伝達物質, 環状AMPの発見
1972 Gerald Edelman, Rodney Robert Porter　抗体の化学構造に関する発見
1973 Karlvon Friesch, Nikolas Tinbergen.Konard Lorenz　動物行動の生理学的解析に関する研究
1974 Albert Claude, Christian Rene de Duve, George Emil Palade　細胞内微細構造と機能に関する研究
1975 David Baltimore, Haward Martin Temin, Reneto Delbecco　腫瘍ウイルスと細胞の遺伝子の相互作用に関する研究
1976 Baruch S.Blumberg　B型肝炎ウイルスの発見
　　 Carleton Cajdusek　スカーウイルス感染症の解明
1977 Roger Guillemin, Andreu V.Schalley, Rosalyn S.Yalou　脳内ペプチドホルモン生産に関する研究
1978 Werner Anber, Danill Nathans, Hamilton O.Smith　制限酵素の発見とその遺伝学への応用
1979 Allen MacLord Cormack, Godfrey Newbold Hounsfield　CTスキャナの開発と応用
1980 George Danis Smell, Baruj Benacerraf, Jean Danssen　組織適合性抗原の人体での免疫反応における役割
1981 Roger W.Sperry, David H.Hubel, Torsten N.Wiesel　大脳半球の機能分化と大脳皮質視覚領細胞の情報処理
1982 Sune K.D.Bergström, Bengt I.Samuelsson, Johon R.Uane　プロスタグランジンとその関連物質の発見
1983 Barbara Mclintock　流動する遺伝子(トランスポゾン)の発見
1984 Niels Kaj Jerne　免獲系の発達と調節の仕組
　　 Cesur Milstein.CeorgesJ.F.Köhler　モノクローナル抗体産生の原理
1985 G.L.Goldstein, Michael S.Brown　コレステロール代謝の調節に関する発見
1986 Stanley Cohen, Rita Levi-Montalti　NFG (nerve growth factor:神経成長因子)の発見, EGF (epidermal growth factor:上皮細胞増殖因子)の発見
1987 利根川進　抗休の多様性の遺伝的起源の解明
1988 Sir James W.Black　β遮断薬の開発
　　 Gertrude B.Elion, George H.Hitchings　メルカプトプリン薬物療法における重要な原理の発見
1989 J.M.Bishop, H.E.Varmus　レトロウイルスの癌遺伝子が細胞起源であることの発見
1990 J.E.Murray, E.D.Thomas　難病に対する臓器・細胞移植による治療法の確立
1991 E.Neher, R.Sakmann　細胞内に存在する単一イオンチャネル開閉機構の解明
1992 E.A.Fisher, E.G.Krebs　生体制御メカニズムとしての可逆的なタンパク質リン酸化の発見
1993 P.A.Sharp, R.J.Roberts　分断遺伝子の発見
1994 M.Rodbell, A.G.Gilman　Gタンパク質と, その細胞内信号変換に果たす役割の発見
1995 E.B.Lewis, E.F.Wieschaus, C.Nüsslein-Volhard　初期胚発生における遺伝的制御の研究
1996 P.C.Doherty, R.M.Zinkernagel　細胞性免疫防御の特異性
1997 S.B.Prusiner　狂牛病などの原因物質としてプリオンタンパク質を提唱

な発見であった。この研究に日本人である秦佐八郎が大きな貢献をなしている。この発見に続いて，感染症に対して偉力を発揮したペニシリンがアレキサンダー・フレミング（1847～1929）によって発見された。すなわち抗生物質の開発であり，今日に至るまでなお多くの人によって活発な研究が続けられ，発展し，その発達は今日の医療の中で最も重要な地位を保っている。

精神疾患の治療薬は20世紀前半まではあまり著効を有するものは見当たらない。1950年頃から開発されてきた向精神薬は，精神性疾患に有効であるのみならず，精神安定剤として高度化する文明社会の中でストレス解消に対しての役割は大きい。

外科領域で特記すべきことは今世紀後半における脳外科，心臓外科の発展である。また臓器移植が盛んとなり，人の死の判定が倫理の問題をからめて現在，社会の大きな問題となっている。

20世紀の医学の進歩の一つの指標として，歴年のノーベル医学・生理学賞の対象テーマをその受賞者とともに表2.2に掲げる。

2.2.10　日本の医学の歴史

古代から現在に至るまで日本の医学史には固有の医療または医学の開発はない。古代神話として大国主命が，海を渡ってきた少名彦名命とともに，祈り，呪い，医薬をもって病を癒したといわれており，大国主命は医薬の神として出雲大社に祀られている。当時は古代西洋と同じように病は神罰，悪魔の呪いと考えられた。したがって医療を行う者は神官，祈とう師，巫女などであったらしい。日本に文字が定着し文献としての記載がなされる以前は，朝鮮から医学が伝えられた記録が多少残っている。明らかな記録としては仏教の伝来（538）後，聖徳太子（573～622）による立国の時代に仏教に伴う医学が広がった。寺院の境内に施療院が設けられたことが記録に残されている。また当時の法令の中にも医療に関するものがある。中国の隋，続いて唐からも医術が渡来した。平安時代の984年に丹波康頼によって隋，唐医学を記録した「医心方」が著された。鎌倉時代，室町時代は中国医学の伝来が続き，安土・桃山時代に

至り，ポルトガル宣教師によってキリスト教が伝来し，それに伴って欧州の医学が輸入され「南蛮流」と称せられた。16世紀後半である。

江戸時代に入り医療の主流は漢方となった。すなわち中国医療が日本人によって日本的に開発された。例えば華岡青洲による麻酔法が1805年に始められた。当時としてはヨーロッパの医学に比して勝るとも劣らないものである。また17世紀の初めにはオランダとの通商により，九州の平戸に商館が建てられ，後に長崎の出島に移ったが，この商館に駐在したオランダ人医師を介して欧州の医療が導入された。杉田玄白と前野良沢によるKulmusの解剖図譜ターヘル・アナトミアの和訳「解体新書」は，4年かかって1774年に刊行された。これは日本の医学史に残る大事業である。江戸末期で日本の医療に最も大きな影響を残したオランダ商館医師はフィリップ・フランツ・フォン・シーボルト（1796〜1866）である。19世紀の前半（1823〜1829）のことである。

江戸幕府の解体から明治維新，さらに明治政府へと時代の大きな変換期において，新政府では伝統的な漢方医学を医療政策の主流とするか，西洋医学を主流とするかの争いがあったが，西洋医学を選んだことは賢明であった。西洋医学についてもオランダ，ドイツ，イギリス，フランスなどが主導権を争ったが，時の新政府はドイツ医学，すなわち日本の医学教育，医療制度はドイツを手本とすることとした。明治の初期に，現在の東京大学医学部の前身である大学東校で現代医学の教育が始まった。ポンペ，ボードウィン，ウィリス，マンズヴェルト，ベルツ，スクリパなどが創成期の外人教師として教育に当たった。その後，日本人医学徒の多くがドイツに留学した。

1945年第二次世界大戦の終焉により，日本が米国に占領された頃から，米国の医学が急速に日本に輸入されるに及んだ。多くの医師が米国に学び日米間に密接な医学交流ができ上った。

2.3　日本における医学教育と医療体制

先に述べたように日本の医学教育と医療体制は，明治政府によってドイツの影響を強く受けてきたが，第二次大戦後（1945年以降）は米国の影響を受け

ている。しかし戦後の日本は医学の急速な進歩と政治，経済，社会生活などの激しい変化の中で，日本に適した体制がとられるよう政府や医療機関が努力をしている。

2.3.1 医療職と教育

医療従事者は法的規制として，医師，歯科医師，薬剤師，保健師，助産師，看護師，准看護師，診療放射線技師，臨床検査技師，理学療法士，作業療法士，視能訓練士，歯科衛生士，歯科技工士，臨床工学技士，義肢装具士，管理栄養士，救急救命士などがある。これらの職種はそれぞれの教育機関があり，それらの機関は厚生労働省または文部科学省の管轄下にある。また教育の修了者は厚生労働省による国家試験に合格し，厚生労働大臣より免許を受けた後にその職務に従事することが許されている（**表2.3**）。

医師の養成は医科大学で行われており，現在80の施設があり毎年約8000名の入学生がいる。厚生労働省より医師免許を取得した者は1988年には約202 000名おり，人口10万に対して約164名の割合になっている。

医科大学における講座名として一般にあげられているものを**表2.4**に示す。便宜上これらを基礎医学，臨床医学，保健・社会医学に分類してある。これらの講座名はそのまま日本の医学分科の分類におおよそ通じている。医学の歴史的背景のもとに，学問の進歩に応じて名称が変わったり，分かれたり，統合されたりしている。医療従事者はその養成機関で多かれ少なかれその職種に応じてこれらの講座の教育を受けている。またこれらの講座に関連して多数の専門別の医学会があり日本の医学研究を推し進めている。日本医学会がその中心的役割を演じており多数の分科会を統合している（**表2.5**）。

2.3.2 医療体制

国民の医療を担当する施設は主として病院と診療所である。これらのほかに助産所，薬局なども加えることができる。これらの施設は法的に病床数，設備，機能などが区分され，また規制されている。病院の数は人口の増加，疾病

2. 医学概論

表2.3 医療関係者（あん摩マッサージ指圧師，きゅう師，はり師および柔道整復師含む）養成実態一覧表

平成13年（2001）4月現在

区分	根拠法規	免許付与者	指定権者	養成機関 養成形態	入学資格	修業年限
医師	医師法	厚生労働大臣	文部科学大臣	大学	高校卒	6年
歯科医師	歯科医師法	厚生労働大臣	文部科学大臣	〃	〃	〃
薬剤師	薬剤師法	厚生労働大臣	文部科学大臣	〃	〃	4年
保健師	保健師助産師看護師法	厚生労働大臣	文部科学大臣	〃	〃	〃
				短期大学専攻科	短大卒で看護婦国家試験受験有資格者	1年
			厚生労働大臣	専修・各種学校	看護婦国家試験受験有資格者	〃
助産師	〃	厚生労働大臣	文部科学大臣	大学	高校卒	4年
				短期大学専攻科	短大卒で看護婦国家試験受験有資格者	1年
				各種学校	看護婦国家試験受験有資格者	〃
			厚生労働大臣	専修・各種学校		
看護師	〃	厚生労働大臣	文部科学大臣	大学	高校卒	4年
				短期大学 3年課程	〃	3年
				大学 2年課程	高校卒の准看護婦	2年
				高等学校専攻科		〃
				専修・各種学校 3年課程	高校卒	3年
				専修・各種学校 2年課程	准看護婦常務経験3年以上又は高校卒の准看護婦	2年
			厚生労働大臣	専修・各種学校 3年課程		3年
				専修・各種学校 2年課程	准看護婦常務経験3年以上又は高校卒の准看護婦	2年
准看護師	〃	都道府県知事	文部科学大臣	高等学校	中学卒	3年
				各種学校		〃
			厚生労働大臣	専修・各種学校		2年
診療放射線技師	診療放射線技師法	厚生労働大臣	文部科学大臣	大学	高校卒	4年
				短期大学		3年
				専修・各種学校		〃
			厚生労働大臣	専修・各種学校		3年
臨床検査技師	臨床検査技師，衛生検査技師等に関する法律	厚生労働大臣	文部科学大臣	大学	高校卒	4年
				短期大学	〃	3年
				専修学校	〃	〃
			厚生労働大臣	専修・各種学校		3年
理学療法士	理学療法士法及び作業療法士法	厚生労働大臣	文部科学大臣	大学	高校卒	4年
				短期大学	〃	3年
				専修・各種学校	〃	〃
作業療法士		厚生労働大臣	文部科学大臣	大学	高校卒	4年
				短期大学		3年
			厚生労働大臣	専修・各種学校		3年
視能訓練士	視能訓練士法	厚生労働大臣	厚生労働大臣	〃	〃	〃
					大学卒で2年以上修業し指定の科目を修めたもの	1年
言語聴覚士	言語聴覚士法	厚生労働大臣	文部科学大臣	大学	高校卒	4年
				短期大学		3年
			厚生労働大臣	専修・各種学校	大学卒	2年
					高校卒	3年
					大学卒で2年以上修業し指定の科目を修めたもの	2年
歯科衛生士	歯科衛生士法	厚生労働大臣		短期大学	高校卒	
				専修学校		
歯科技工士	歯科技工士法	厚生労働大臣			〃	〃
臨床工学技士	臨床工学技士法	厚生労働大臣	文部科学大臣	短期大学	〃	3年
						〃
			厚生労働大臣	専修・各種学校	大学卒で2年以上修業し指定の科目を修めたもの	1年
義肢装具士	義肢装具士法	厚生労働大臣	厚生労働大臣	専修・各種学校	高校卒	3年
				〃	〃	〃
救急救命士	救急救命士法	厚生労働大臣	厚生労働大臣	〃	〃	2年
あん摩マッサージ指圧師・はり師・きゅう師	あん摩マッサージ指圧師・はり師・きゅう師等に関する法律	厚生労働大臣	文部科学大臣	大学	〃	4年
				短期大学	〃	3年
				盲学校	中学卒	3～5年
			厚生労働大臣	専修・各種学校	高校卒	3年
					中学卒（視覚障害者）	3～5年
柔道整復師	柔道整復師法	厚生労働大臣	厚生労働大臣	〃		

注　この一覧表は，医療関係者の養成の実態に沿って掲載したものであり，「衛生検査技師」については新規に養成されていないため区分には入れていない。

表2.4　医科大学の講座名

基礎医学	解剖学，組織学，発生学，病態生理学，応用生理学，医動物学，生理学，生化学，衛生学，病理学，細菌学（微生物学），免疫学，薬理学，寄生虫学，法医学，ウイルス学，病院管理学，医用工学，核医学，内分泌学
臨床医学	内科学，老年病学，精神科学，神経内科学，血液学，内分泌内科学，心療内科学，循環器内科学，外科学，脳神経外科学，整形外科学，胸部外科学，形成外科学，小児外科学，産婦人科学，小児科学，眼科学，皮膚科学，泌尿器科学，耳鼻咽喉科学，麻酔学，臨床検査医学，放射線医学，口腔外科学，リハビリテーション医学，アレルギー・膠原病学，臨床病理学，性病学，呼吸器内科学，消化器外科学，気管食道科学
保健・社会医学	公衆衛生学，疫学，感染症学，精神衛生学，環境医学，健康管理学，栄養学，保健学，スポーツ医学，産業医学

表2.5　日本における医学分科会

1. 医史学会	23. 精神神経学会	45. 麻酔学会	67. 新生児学会
2. 解剖学会	24. 外科学会	46. 胸部外科学会	68. 人工臓器学会
3. 生理学会	25. 整形外科学会	47. 脳神経外科学会	69. 免疫学会
4. 生化学会	26. 産婦人科学会	48. 輸血学会	70. 消化器外科学会
5. 薬理学会	27. 眼科学会	49. 医真菌学会	71. 臨床検査医学会
6. 病理学会	28. 耳鼻咽喉科学会	50. 農村医学会	72. 核医学会
7. 癌学会	29. 皮膚科学会	51. 糖尿病学会	73. 不妊学会
8. 血液学会	30. 泌尿器科学会	52. 矯正医学会	74. 救急医学会
9. 細菌学会	31. 口腔外科学会	53. 神経学会	75. 心身医学会
10. 寄生虫学会	32. 医学放射線学会	54. 老年医学会	76. 病院管理学会
11. 法医学会	33. 保険医学会	55. 人類遺伝学会	77. 消化器内視鏡学会
12. 衛生学会	34. 医科器械学会	56. リハビリテーション医学会	78. 癌治療学会
13. 民族衛生学会	35. らい学会	57. 胸部疾患学会	79. 移植学会
14. 栄養・食糧学会	36. 公衆衛生学会	58. 腎臓学会	80. 災害医学会
15. 温泉気候物理医学会	37. 衛生動物学会	59. リウマチ学会	81. 心臓血管外科学会
16. 内分泌学会	38. 交通医学会	60. エム・イー学会	82. 網内系学会
17. 内科学会	39. 体力医学会	61. 先天異常学会	83. 自律神経学会
18. 小児科学会	40. 産業衛生学会	62. 肝臓学会	84. 大腸肛門病学会
19. 感染症学会	41. 気管食道科学会	63. 形成外科学会	85. 超音波医学会
20. 結核病学会	42. アレルギー学会	64. 熱帯医学会	
21. 消化器病学会	43. 化学療法学会	65. 小児外科学会	
22. 循環器病学会	44. ウイルス学会	66. 脈管学会	

の種類や数などによって時代的に変遷している．表2.6に示すように平成9年では病院総数は9413であり，一般病院はその88.7％を占めている．伝染病院や結核病院は患者の急激な減少によってその数を減じ，一方，精神病院は社会生活の変化や精神医学の進歩，対象の拡大などの要因からその数が急増して

表2.6 医療施設の種類別にみた施設数の年次推移

各年10月1日現在

	昭和59年 ('84)	62 ('87)	平成2 ('90)	5 ('93)	7 ('95)	8 ('96)	9 ('97)
総　　　　　　数	131 832	137 275	143 164	149 878	155 082	156 756	159 284
病　　　　院	9 574	9 841	10 096	9 844	9 606	9 490	9 413
精　神　病　院	1 015	1 044	1 049	1 059	1 059	1 057	1 055
伝　染　病　院	12	13	10	7	5	5	5
結 核 療 養 所	31	19	15	11	8	7	6
一　般　病　院	8 516	8 765	9 022	8 767	8 534	8 421	8 347
総合病院(再掲)	1 020	1 073	1 130	1 163	1 163	1 166	1 166
一　般　診　療　所	78 332	79 134	80 852	84 128	87 069	87 909	89 292
有　　　　床	26 459	24 975	23 589	22 383	21 764	20 452	19 796
無　　　　床	51 873	54 159	57 263	61 745	65 305	67 457	69 496
歯　科　診　療　所	43 926	48 300	52 216	55 906	58 407	59 357	60 579
有　　　　床	65	57	51	49	52	47	46
無　　　　床	43 861	48 243	52 165	55 857	58 355	59 310	60 533

注　昭和59年から平成7年の「一般病院」に「らい療養所」を含めた
〔資料　厚生労働省「医療施設調査」〕

いる。診療所については，平成9年では89 292であり，そのうち無床の診療所が69％を占めている。

病院または診療所における診療科名は法的には32科であるが，そのほかにも一般に通用している科名がある（表2.7）。これらの科名は医療の専門性を表しているが，特殊な施設として，各種の難病を対象とするセンター，救急医療センターなど，最近は社会的必要性に応じまた特殊な疾患を対象とする施設が増している。

研究と高度の医療を目指す国公立のセンターも次々と作られている。例えば

表2.7　病院・診療所における診療科名

医療法70条に記載された科名	内科，精神科，神経科（または神経内科），呼吸器科，消化器科（または胃腸科），循環器科，小児科，外科，整形外科，形成外科，美容外科，脳神経外科，歯科，矯正歯科，呼吸器外科，心臓血管外科，小児外科，皮膚科，泌尿器科，性病科，肛門科，産科，婦人科，眼科，耳鼻咽喉科，気管食道科，理学診療科，放射線科，麻酔科，小児歯科
一般に通用している科名	血液科，内分泌科，糖尿病科，腎臓科，肝臓科，アレルギー科，胸部外科，腹部外科，血管外科，神経耳科，リハビリテーション科，心療内科，口腔外科

がんセンター，循環器病センター，精神・神経センター，腎センターなどがある。また病院に附属しあるいは診療科としてのセンターも出現している。例えば，心臓病センター，透析センター，糖尿病センター，消化器病センター，母子センターなどである。また救急医療を目的とするセンターが全国各地に作られており，へき地への対応としてヘリコプタの施設を有するところもある。最近は第一次，第二次，第三次救急医療の分類のもとに，それに応じ得る病院の指定がなされている。

2.4 医学と工学

　古代においても医療を行うにあたっていろいろな道具が用いられた形跡がある。古代インカでは頭蓋に孔をあけたり，四肢を切断する手術が行われた証拠が残されている。古代医療の出発点においてすら医学と工学は深い連携をもつようになっていた。また中世においては外科手術が盛んに行われた記録が多数残されているし，またそれに用いた道具も現存している。ルネッサンス後，医療が科学性をもち理学・工学を基礎とする時代に入ったように，医療に用いる道具もまた科学に立脚する理・工学の時代に入った。さらに近代においては，医用工学はたんに医療機器の開発，製作のみならず，医療施設，建築，さらには公衆衛生としての都市建設へ，また環境工学へも及ぶきわめて広範囲を対象としている。

　歴史的に見ると医学と工学の最初の出会いは，アントニオ・ヴァン・リューヴェンフック（1632～1723）による光学顕微鏡の開発である。この顕微鏡によって人体組織の微細構造や細菌などの微生物が明らかにされ医学の進歩を助けた。19世紀末におけるウイレム・アイントーフェン（1860～1927）の心電計の開発こそ，医学と工学の真の意味における連結の出発点であろう。アイントーフェンはきわめて感度の高い弦電流計を作製し心電図研究の急速な進歩を促した。心電計は20世紀に入り真空管を用いた心電計となり，今日のトランジスタからICを用いた装置へと発展した。1924年アイントーフェンは弦電流計の開発によりノーベル医学・生理学賞を受けた。アイントーフンこそME

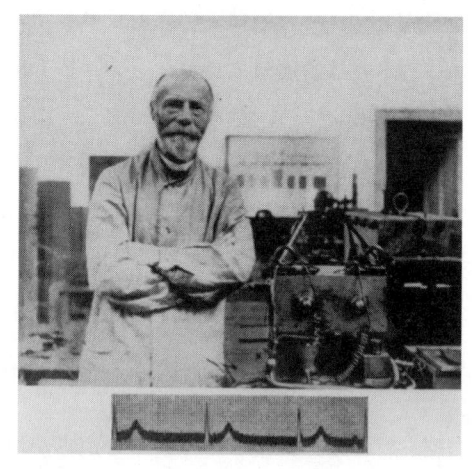

図 2.2 アイントーフェンと彼の作った弦電流計およひ記録

の祖というにふさわしい人である（図 2.2）。

医学と工学の結びつきは，20 世紀に入ってから徐々に体系が作られたが，工学系では電子工学がその急速な発達によってまず医学系と結びついた。この段階で ME（medical electronics，医用電子工学）という言葉が生まれた。1950 年代である。その後，電子工学以外の工学分野も加わり，medical engi-

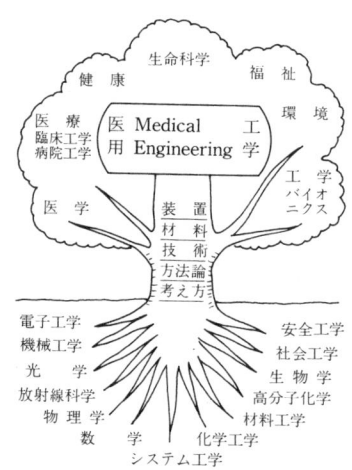

図 2.3 ME の関連樹木図
〔参考文献 5)より〕

2.5 医療と社会

表 2.8 ME機器の分類

1. 生体現象測定記録装置
1.1 心電計
　1.1.1 心電計
　1.1.2 ストレス心電計
　1.1.3 ホルタ心電計
　1.1.4 解析機能付心電計
　1.1.5 心電図自動解析システム
　1.1.6 マップ心電計
　1.1.7 ベクトル心電計
　1.1.8 負荷心電図装置
　1.1.9 心電図収録装置
1.2 血圧計
　1.2.1 観血式血圧計
　1.2.2 非観血式血圧計
　1.2.3 携帯型血圧連続測定装置
　1.2.4 指式血圧計
1.3 心音計・脈波計
　1.3.1 脈波計
　1.3.2 心音計
1.4 脳波計
　1.4.1 脳波計
　1.4.2 誘発反応測定装置
　1.4.3 脳波データ処理装置
1.5 筋電計
1.6 呼吸機能検査装置
　1.6.1 呼吸流量計
　1.6.2 呼吸抵抗計
　1.6.3 電子式スパイロメータ
　1.6.4 総合呼吸機能検査システム
　1.6.5 呼吸代謝測定装置
　1.6.6 鼻腔通気度計
1.7 聴力検査装置
　1.7.1 オージオメータ
　1.7.2 他覚的聴力検査装置
　1.7.3 幼児聴力検査装置
　1.7.4 インピーダンスオージオメータ
　1.7.5 耳鳴検査装置
1.8 平衡機能検査装置
　1.8.1 眼振計
　1.8.2 重心計
　1.8.3 平衡機能検査装置
1.9 多用途測定記録装置
　1.9.1 医療用センサ
　1.9.2 増幅器
　1.9.3 表示器
　1.9.4 記録器
　1.9.5 多用途測定記録装置
　1.9.6 心臓カテーテル検査システム
　1.9.7 アンギオ検査システム
　1.9.8 心機図
1.10 体温測定装置
　1.10.1 電子体温計
　1.10.2 鼓膜温計
　1.10.3 深部体温計
1.11 その他の生体検査装置
　1.11.1 眼圧計
　1.11.2 耳管機能検査装置
　1.11.3 生体磁気計測装置

2. 医用監視装置
2.1 一人用患者監視装置
　2.1.1 心電図モニタ
　2.1.2 ICU・CCU用モニタ
　2.1.3 手術用モニタ
2.2 多人数用患者監視装置
　2.2.1 ICU用集中患者監視装置
　2.2.2 CCU用集中患者監視装置
　2.2.3 患者データ処理装置
　2.2.4 院内情報伝送システム
2.3 その他の患者監視装置
　2.3.1 非観血式血圧計
　2.3.2 経皮ガスモニタ
　2.3.3 呼吸モニタ
　2.3.4 パルスオキシメータ
　2.3.5 新生児監視装置
　2.3.6 分娩監視装置
　2.3.7 その他のモニタ
2.4 医用テレメータ
　2.4.1 多用途テレメータ
　2.4.2 スポーツ用テレメータ
　2.4.3 その他のテレメータ

3. 検体検査装置
3.1 臨床化学検査装置
　3.1.1 臨床化学自動分析装置
　3.1.2 医用分光光度計
　3.1.3 イオン選択電極装置
　3.1.4 免疫反応測定装置
　3.1.5 自動電気泳動装置
　3.1.6 クロマト装置(液体クロマトグラフ,ガスクロマトグラフ)
3.2 血液検査装置
　3.2.1 自動血球計数装置
　3.2.2 自動白血球分類装置
3.3 病理検査装置
　3.3.1 電子顕微鏡
　3.3.2 レーザースキャニングサイトメータ
3.4 尿検査装置
3.5 血液ガス分析装置
3.6 検査室ロボット
3.7 臨床検査システム

4. 医用画像検査装置
4.1 超音波画像診断装置
4.2 RI画像診断装置
　4.2.1 ガンマカメラ
　4.2.2 ECT
4.3 MRイメージング装置
4.4 赤外線画像診断装置
4.5 汎用X線診断装置
　4.5.1 汎用X線診断装置
　4.5.2 DR (digital radiography) 装置
　4.5.3 X線CT装置

4.5.4 骨塩量測定装置
4.6 その他の医用画像装置
  4.6.1 医用画像処理装置
  4.6.2 医用画像管理システム
5. 内視鏡装置および医用テレビジョン
5.1 内視鏡装置
  5.1.1 電子スコープ
  5.1.2 内視鏡用外付けテレビシステム
  5.1.3 マイクロマシンとVRの医療応用
  5.1.4 超音波内視鏡
5.2 ビデオ機器応用装置
  5.2.1 医用テレビ装置
  5.2.2 顕微鏡用テレビ装置
  5.2.3 手術顕微鏡用テレビ装置
  5.2.4 手術室用テレビ装置
6. 医用データ処理装置および周辺機器
6.1 データ処理装置
  6.1.1 オールインワンタイプデータ処理装置
  6.1.2 セパレートタイプデータ処理装置
6.2 周辺装置
  6.2.1 ディスプレイ
  6.2.2 記録器
  6.2.3 記憶装置
  6.2.4 インタフェース
7. 刺激装置,治療装置および手術装置
7.1 刺激装置
  7.1.1 心臓電気生理学的検査刺激装置
  7.1.2 臨床検査用電気刺激装置
  7.1.3 音刺激装置
  7.1.4 光刺激装置
  7.1.5 磁気刺激装置
  7.1.6 産科用刺激装置
  7.1.7 基礎生理学用電気刺激装置
7.2 治療装置
  7.2.1 心臓ペースメーカ
  7.2.2 除細動器・埋込型除細動器
  7.2.3 体外衝撃波結石破砕装置
  7.2.4 ガンマナイフ装置
  7.2.5 低周波治療器
  7.2.6 マイクロ波治療器
  7.2.7 温熱治療器
  7.2.8 ハイパサーミア装置
  7.2.9 前立腺治療器
  7.2.10 血漿浄化装置
  7.2.11 人工呼吸器
  7.2.12 超音波ネブライザ
  7.2.13 輸液ポンプ,シリンジポンプ
  7.2.14 レーザ応用治療器
  7.2.15 インターベンショナル治療器
  7.2.16 機能的電気刺激装置
7.3 手術装置
  7.3.1 電器メス
  7.3.2 レーザ手術装置
  7.3.3 超音波手術装置
  7.3.4 マイクロ波手術装置
  7.3.5 ウォータージェットメス
8. 人体機能補助装置
8.1 聴覚機能補助装置
  8.1.1 補聴器
  8.1.2 ボーンアンカ補聴器
  8.1.3 人工中耳(植込型補聴器)
  8.1.4 人工内耳
8.2 人工臓器
  8.2.1 人工心肺
  8.2.2 人工心臓
  8.2.3 人工腎臓
  8.2.4 人工膵臓
  8.2.5 大動脈内バルーンパンピング装置
9. 医用システム
9.1 総合検診システム
9.2 病院情報システム
  9.2.1 オーダリングシステム
  9.2.2 電子カルテシステム
  9.2.3 放射線部門システム
  9.2.4 臨床検査部門システム
  9.2.5 患者監視システム
  9.2.6 病歴管理システム
  9.2.7 病棟システム
  9.2.8 医療事務システム
  9.2.9 給食管理システム
  9.2.10 薬剤部門システム
  9.2.11 物品管理システム
  9.2.12 財務管理システム
  9.2.13 給与システム
  9.2.14 診療/検査予約システム
  9.2.15 経営管理システム
9.3 医療情報システム
  9.3.1 地域医療情報システム
  9.3.2 医療情報サービスシステム
9.4 ネットワーク
  9.4.1 ネットワークの概要
  9.4.2 LAN
  9.4.3 WAN
  9.4.4 医療におけるネットワーク

〔参考文献12〕より改編

neering（医用工学）という言葉が使われるようになった。1961年に第1回の国際会議がニューヨークで開催され，IFME（International Federation of Medical and Biological Engineering，国際医用生体工学連合）と称された。IFMEには現在約30か国が加盟しており，会員数としては日本が1位，米国が2位である。日本では1962年に日本ME学会が作られ，1965年には東京で第3回IFME国際会議が開かれた。現在，日本エム・イー学会は会員が4000名を超え，日本医学会の一分科会となっている。

MEは学問として広範であるとともに，その応用面もまた広範にわたっている。それを樹木図で示す（**図2.3**）。また現在市販されているME機器の機種は膨大であるが，電子情報技術産業協会編の「改訂ME機器ハンドブック」では，9部に分類されており，161項目にまとめられている（**表2.8**）。

これらの医療機器に関しては安全性に対する種々の法的な規制が作られており，市販に際してチェックが行われている。また医療の現場に多種多様の高度の機器が入り込むと，その機器の保守，点検，操作，安全のために専門の工学技術者が現場において必要となることは当然である。1987年5月「臨床工学技士法」が国会を通過した。この法律は「生命維持管理装置」を取り扱う業務に限り，それに従事する職種として定められている。しかし現状ですでに広い医療の場における工学技術者が必要となっており，なるべく早く国家的にこの種の医療工学技術者の認定制度を作らなければならない。

2.5 医療と社会

医療が人の病を癒すためにある以上，医療組織と体制が，人の集りである社会とその社会の変化に深いつながりをもつのは当然である。すでに2.2節で述べたように，医療の時代的変遷は，その時代の人々の作った文化，政治，経済，環境と対応して発達してきた。近代社会においては，政治，経済，および衣食住の生活様式，自然環境の急激な変化や，交通が発達し，情報があふれる中において医療もまた目まぐるしくその体制を変えている。

我が国においては明治維新以後の西欧的な文化の移入によって，思想，政

72　　2. 医 学 概 論

治, 経済, 教育, 生活などあらゆる面で変革がもたらされたが, 医療もまたその変革の中で変化をした。特に昭和20年 (1945) の第二次大戦における敗戦を契機として再び新たなる変化がもたらされた。すなわち社会, 政治, 経済などすべてにおいて最悪の状態から立ち直り, 最近の経済的発展と, それに伴う生活の変化が人々の健康にも大きな影響をもたらしている。

　我が国の人口については, 表2.9に示すように昭和60年 (1985) には1億2千万を超えており, 昭和20年の7 214.7万に比して67.7％増加している。出産率が最近年々低下をしているにもかかわらず, このような人口の増加には, 乳児死亡率の減少と寿命の延長が大きな要因となっている。乳児死亡率に

表2.9　わが国の人口の年次比較

	人口[1] (千人)	年平均増 加率(%)	人口密度 (1km²当り)	人口性比 (女100対男)	1世帯 当り人員
大9年 (1920)	55 963	—	147	100.4	4.89
14 ('25)	59 737	1.3	156	101.0	4.87
昭5 ('30)	64 450	1.5	169	101.0	4.98
10 ('35)	69 254	1.4	181	100.6	5.02
15[2] ('40)	71 933	0.8	188	96.8	4.99
20[3] ('45)	72 147	0.2	195	89.0	—
25[4] ('50)	84 115	2.9	226	96.2	4.97
30 ('55)	90 077	1.4	242	96.5	4.97
35 ('60)	94 302	0.9	253	96.5	4.54
40 ('65)	99 209	1.0	267	96.4	4.05
45[5] ('70)	104 665	1.1	281	96.4	3.41
50 ('75)	111 940	1.4	300	96.9	3.28
55 ('80)	117 060	0.9	314	96.9	3.22
60 ('85)	121 049	0.7	325	96.7	3.14
平2 ('90)	123 611	0.4	332	96.5	2.99
7 ('95)	125 570	0.3	337	96.2	2.81
10[6] ('98)	126 486	0.3	—	95.9	—

注1) 各年10月1日現在人口, ただし, 昭和20年は11月1日現在人口
　2) 内地外の軍人・軍属等の推計数を差し引いた補正人口
　3) 昭和20年人口調査に軍人および外国人を加えた補正人口, 沖縄を除く
　4) 吐喝喇列島等の人口を除く
　5) 増加率は小笠原村 (782人) の復帰による人口増を除いて算出
　6) 推計人口
〔資料　総務庁統計局「各年国勢調査報告」
　　　　　〃　　　「平成10年10月1日現在推計人口」〕

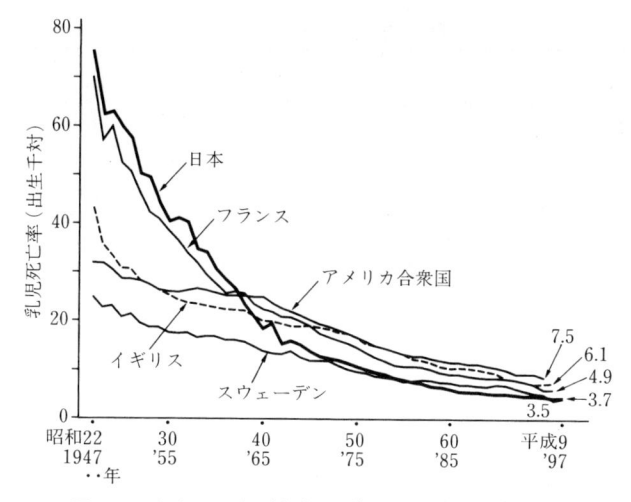

図 2.4 乳児死亡率（出生千対）の年次推移－国際比較
〔資料　WHO「World Health Statistics Annual」
UN「Demographic Yearbook」〕

ついては図 2.4 に示すように，昭和 22 年（1947）頃は欧米に比して高率であったが，最近の 35 年間は世界で最も低い状態にあることがわかる。

現在我が国の医療で最大の問題は老人の増加である。表 2.10 に示すように，我が国の国民平均寿命の推移を見ると，昭和 30 年（1955）には男子 63.6 歳，女子 67.75 歳であるが，平成 9 年（1997）には男子 77.19 歳，女子 83.82 歳と驚くほど急速な延長を示している。このような急速な延長は世界でもまれなことであり，今や世界一の長寿国となっている（表 2.11）。

しかしながら人口増加，寿命の延長，乳児死亡率の低下，出産率の低下によってもたらされた人口の年齢分布は，図 2.5 に示すように，男女別に年齢と人口の相関を樽形にしている。本来これがピラミッド形であることが理想とされているが，今や若年層が少なく老年層が多くなっている。昭和 30 年（1955）には 65 歳以上の老人の占める人口比率は 5.3 ％であったが，平成 10 年（1998）には 16.2 ％に達している。一方 14 歳以下の年少人口は昭和 30 年には 33.4 ％であったが，平成 10 年には 15.1 ％と減少している。

日本が長寿国となったのは，医療レベルの向上ということが大きな要因の一

2. 医学概論

表 2.10 平均寿命の推移

	男	女			男	女
大正10～14年＊　(1921～1925)	42.06	43.20	昭和46	('71)	70.17	75.58
15～昭和5＊(1926～1930)	44.82	46.54	47	('72)	70.50	75.94
昭和10・11＊(1935～1936)	46.92	49.63	48	('73)	70.70	76.02
22＊　　('47)	50.06	53.96	49	('74)	71.16	76.31
23　　　('48)	55.60	59.40	50＊	('75)	71.73	76.89
24　　　('49)	56.20	59.80	51	('76)	72.15	77.35
25～27＊(1950～1952)	59.57	62.97	52	('77)	72.69	77.95
26　　　('51)	60.80	64.90	53	('78)	72.97	78.33
27　　　('52)	61.90	65.50	54	('79)	73.46	78.89
28　　　('53)	61.90	65.70	55＊	('80)	73.35	78.76
29　　　('54)	63.41	67.69	56	('81)	73.79	79.13
30＊　　('55)	63.60	67.75	57	('82)	74.22	79.66
31　　　('56)	63.59	67.54	58	('83)	74.20	79.78
32　　　('57)	63.24	67.60	59	('84)	74.54	80.18
33　　　('58)	64.98	69.61	60＊	('85)	74.78	80.48
34　　　('59)	65.21	69.88	61	('86)	75.23	80.93
35＊　　('60)	65.32	70.19	62	('87)	75.61	81.39
36　　　('61)	66.03	70.79	63	('88)	75.54	81.30
37　　　('62)	66.23	71.16	平成元	('89)	75.91	81.77
38　　　('63)	67.21	72.34	2＊	('90)	75.92	81.90
39　　　('64)	67.67	72.87	3	('91)	76.11	82.11
40＊　　('65)	67.74	72.92	4	('92)	76.09	82.22
41　　　('66)	68.35	73.61	5	('93)	76.25	82.51
42　　　('67)	68.91	74.15	6	('94)	76.57	82.98
43　　　('68)	69.05	74.30	7＊	('95)	76.38	82.85
44　　　('69)	69.18	74.67	8	('96)	77.01	83.59
45＊　　('70)	69.31	74.66	9	('97)	77.19	83.82

注1)　＊印は完全生命表
　2)　第1回～第3回，昭和20年，昭和21年は，基礎資料が不備につき，本表より除いてある
　3)　昭和47年以降は沖縄県を含めた値である．それ以前は沖縄県を除いた値である
〔資料　厚生労働省「簡易生命表」,「完全生命表」〕

表 2.11 平均寿命の国際比較

(単位　年)

男		女	
日　　　　本	77.19	日　　　　本	83.82
アイスランド	76.20	ス　イ　ス	81.70
スウェーデン	75.91	スウェーデン	81.18
香　　　　港	76.30	香　　　　港	81.80
ス　イ　ス	75.30	フ　ラ　ン　ス	81.90
イ　ギ　リ　ス	74.06	アイスランド	80.60
フ　ラ　ン　ス	74.00	イ　ギ　リ　ス	79.32
ド　イ　ツ	72.99	ド　イ　ツ	79.49
アメリカ合衆国	72.40	アメリカ合衆国	79.00

注　作成基礎期間
　　　日本 1997, アイスランド 1995～96, スウェーデン 1996,
　　　香港 1996, スイス 1994～95, イギリス 1995,
　　　フランス 1996, ドイツ 1993～95, アメリカ合衆国 1994
〔資料　Demographic Yearbook 等〕

2.5 医療と社会   75

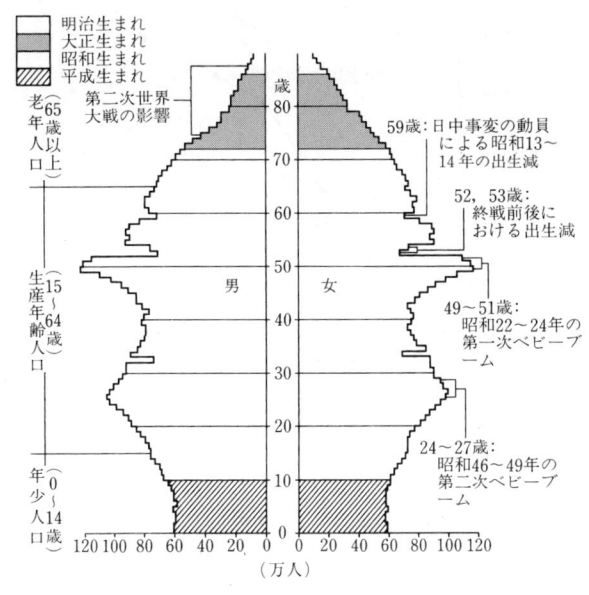

図2.5 わが国の人口ピラミッド（平成10年（'98）10月1日現在）
〔資料　総務庁統計局「平成10年10月1日現在推計人口」〕

つとなっているが，医療保険制度の充実に負うところも大きい。国民皆保険の政策によって，国民が等しく安い費用で医療を受けられるということである。ちなみに図2.6に示すように，近年は老人の受療者が急増している。昭和40年頃は若年も老年も受療率にあまり大きな差がないが，昭和50年以降には65歳以上が急激に増加している。

老人医療の対象は習慣病が主となっている。すなわち高血庄，脳血管障害，心疾患，糖尿病が増加している（図2.7）。それに反して結核の受療率が急減している。このような傾向は医療が対象とする疾患の時代的変化といってよい。その要因としては医学の進歩が医療の対象を変えてゆくのである。例えば抗生物質の開発が伝染病や感染症を激減させている。コレラやチフスは日本ではきわめて少ない。また肺炎などの感染症も治癒しやすくなったし，同じく国民病といわれた結核が激減するに至り，かつてあった多数の結核療養所が廃止された。社会的要因もまた医療の対象となる疾病の質を変えている。国民栄養

76 2. 医 学 概 論

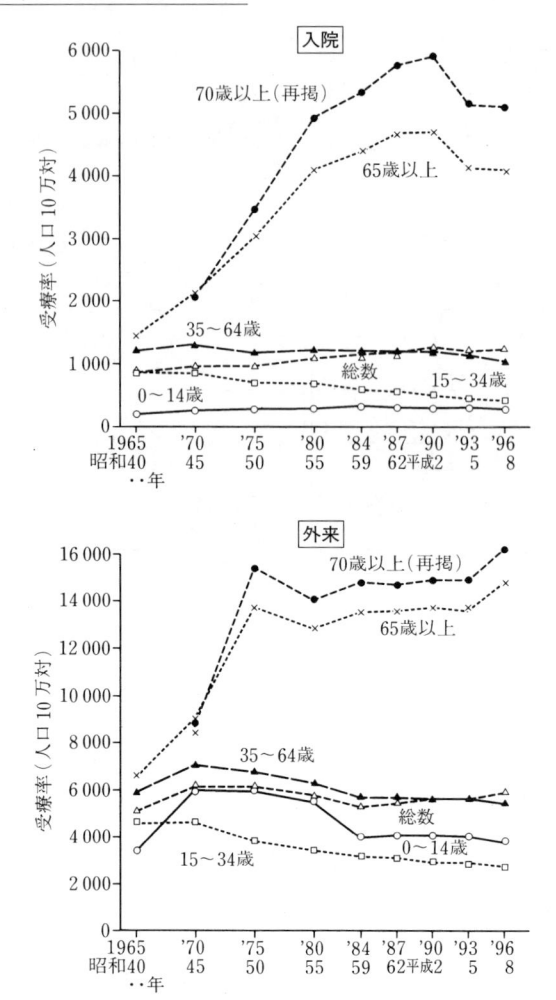

図 2.6 年齢階級別にみた受療率(人口10万対)の年次推移
〔資料 厚生労働省「患者調査」〕

の問題として, 昭和20年代の食事の貧困な時代には糖尿病や高尿酸血症による痛風は少なかったが, 最近の飽食の時代には糖尿病, 痛風などとともに動脈硬化症, 高脂血症, 高血圧, 心疾患, 脳血管障害などの習慣病が現在の医療の大きな問題となっている。

死因についても大きな変化が見られる。表2.12にあるように昔は結核,

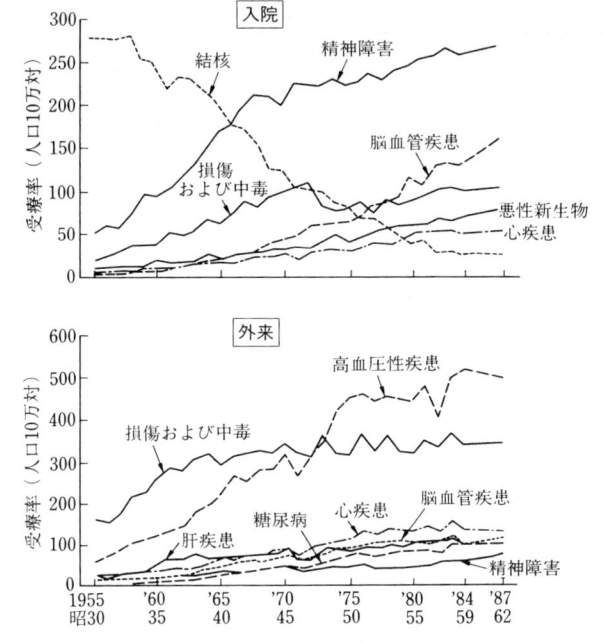

図 2.7 主要傷病別受療率の年次推移（心疾患はリウマチ熱およびリウマチ性疾患，虚血性心疾患，その他の心疾患の総数，調査月は昭 30〜58 は各年 7 月，昭和 59・62 は 10 月 1 日）
〔資料　厚生労働省「患者調査」〕

肺・気管支炎，胃腸炎などが死因の上位を占めていたが，昭和 60 年（1985）以降は悪性新生物（癌）が 1 位，心疾患が 2 位，脳血管疾患が 3 位となって今日に至っている。

このように医療の対象となる疾患の種類や年齢層の変化および国の経済の向上はまた国民医療費の増加を伴っている。この国民医療費の増加は図 2.8 に示すように国民所得に並行して増加している。また表 2.13 に示すように，平成 9 年（1997）には 29 兆 651 億円となっており，国家予算の約 4 分の 1 に相当している。GNP との比で見れば日本は欧米先進国に比べてあまり変りはないが，いずれの国も医療費の増加には頭を悩ましている。

図 2.8 に示したように日本では国民医療費を支えているのは医療保険制度であり，その主体は健康保険制度である。国民皆保険を目標として充実されたこ

表2.12 死因順位および死亡率（人口10万対）の年次推移

	第 1 位		第 2 位		第 3 位	
	死因	死亡率	死因	死亡率	死因	死亡率
明33	肺・気管支炎	226.1	全 結 核	163.7	脳血管疾患	159.2
38	肺・気管支炎	247.4	全 結 核	206.0	脳血管疾患	163.4
43	肺・気管支炎	262.0	全 結 核	230.2	胃 腸 炎	213.4
大4	肺・気管支炎	261.1	胃 腸 炎	247.2	全 結 核	219.7
9	肺・気管支炎	408.0	胃 腸 炎	254.2	全 結 核	223.7
14	肺・気管支炎	275.6	胃 腸 炎	238.2	全 結 核	194.1
昭5	胃 腸 炎	221.4	肺・気管支炎	200.1	全 結 核	185.6
10	全 結 核	190.8	肺・気管支炎	186.7	胃 腸 炎	173.2
15	全 結 核	212.9	肺・気管支炎	185.8	脳血管疾患	177.7
22	全 結 核	187.2	肺・気管支炎	174.8	胃 腸 炎	136.8
25	全 結 核	146.4	脳血管疾患	127.1	肺・気管支炎	93.2
30	脳血管疾患	136.1	悪性新生物	87.1	老 衰	67.1
35	脳血管疾患	160.7	悪性新生物	100.4	心 疾 患	73.2
40	脳血管疾患	175.8	悪性新生物	108.4	心 疾 患	77.0
45	脳血管疾患	175.8	悪性新生物	116.3	心 疾 患	86.7
50	脳血管疾患	156.7	悪性新生物	122.6	心 疾 患	89.2
55	脳血管疾患	139.5	悪性新生物	139.1	心 疾 患	106.2
59	悪性新生物	152.5	脳血管疾患	117.2	心 疾 患	113.9
60	悪性新生物	156.1	心 疾 患	117.3	脳血管疾患	112.2
61	悪性新生物	158.5	心 疾 患	117.9	脳血管疾患	106.9
62	悪性新生物	164.2	心 疾 患	118.4	脳血管疾患	101.7
63	悪性新生物	168.4	心 疾 患	129.4	脳血管疾患	105.5
平1	悪性新生物	173.6	心 疾 患	128.0	脳血管疾患	98.5

昭和15年以前および昭和48年以降はすべて沖縄県を含む。平成1年は概数
〔資料　厚生労働省「人口動態統計」(1990)〕

の制度によって，国民は医療を受ける側として世界で最も安定した状態となった。しかしながら老人医療費の増加は，経済的に医療保険制度を危くするに至り，昭和58年に新たに老人医療保険制度が発足した。しかしこれらの保険制度にはいろいろな難点があり，国の福祉政策として国民生活上の一大問題となっている。

　医療の問題としては，老人病院の設立，救急医療体制，難病対策，さらに血液供給体制などが解決を急がれている。一方，最近の医療上の問題として臓器移植がある。これは死の判定とともに国民性あるいは倫理上の問題とも絡んでいる。平成9年に臓器移植に関する法律が制定され施行された。

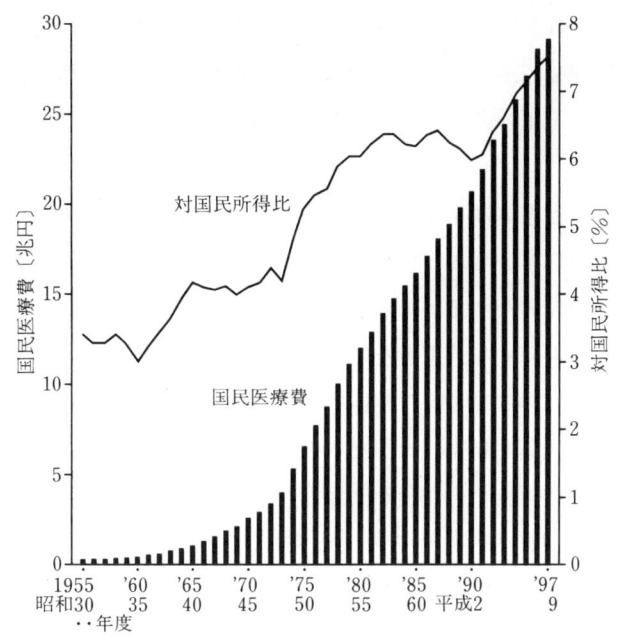

図2.8 国民医療費と対国民所得の年次推移
〔資料 厚生労働省「国民医療費」〕

表2.13 国民医療費の国際比較

	年次	国民医療費	対GNP(%)
日　本　（　億　円　）	97	290 651	5.7
アメリカ合衆国(10億ドル)	94	700.1	10.4
イギリス（100ポンド）	93	27 176	—
フランス（100万フラン）	93	601 239	8.5

2.6 医療従事者の倫理と患者の人権

　現代の経済社会にあっては，医療といえども経済問題からまったく分離して取り扱うことはできない。しかし医療行為が営利行為となってはいけない。医療職は営利を目的とした職業ではない。自己の利益を超えた職業であることの自覚が必要である。

　日本には昔から医療は患者に施し与えられるものという観念がある。病は本

来患者自らがそれを癒すための意志が大切であり，医師および医療従事者はこれを助け，協同して病を癒すものである。したがって患者と医療従事者は対等の立場であって上下の関係にはない。相互の信頼が最も大切な基本となっている。

　昔から「精神と肉体は不離の関係」にあることはよく知られている。病める者は肉体のみならず心も弱っている。医療従事者は患者のもつ不安や恐怖をよく理解し，治療にあたってはその心理状態をよく理解して対処しなければならない。深い愛情をもって，患者を励まし，心配りをすることが大切である。例えば死と対面している患者は，本能的な死への恐怖を抱いている。医療従事者のちょっとした言葉や動作に対してきわめて敏感であり，また誤解をすることがある。世界的に「癌の告知」が問題となっているが，国民性，民族性によって違いもあり，個人の性格やその人の家族的・社会的背景にも違いがあるので，告知を可とするか不可とするかというような画一的な判断でなく，ケースバイケースで慎重に取り扱うことが望ましい。

　患者は「病める人」という立場では平等に取り扱われるべきであるが，患者は個々によって，その家族構成，家族関係，生活環境，社会生活，経済状態，社会的立場など背景を異にしている。したがって診療にあたってはその背景を十分に理解することが大切である。

　医療の目的は病を癒すということにあるが，その過程においてはまず苦しみを取り除くことが必要である。疼痛，息苦しさ，不安などさまざまな自覚症状はできる限り早く取り除く処置を行い，また日常の診療の中ではできる限り痛みや苦痛を与えないよう心掛けなければならない。

　医療従事者は診療上，患者のもつ秘密や他人に知られたくないことを知る必要が生じたり，またおのずと知る機会がある。これらの秘密は，直接診療に関係していない他人には絶対に漏らしてはいけない。患者に不利益となるようなことは他人に漏らすべきではない。この「守秘義務」は法律で定められており，これを破るものは刑法の対象となることを忘れてはいけない。

　表2.14に1983年のベニスにおける世界医師会ジュネーヴ宣言を掲げるが，

表 2.14 ジュネーブ宣言（Declaration of Geneva）

医師の1人として参加を許されるに当り
○私は自分の生涯を人類に奉仕することを厳粛に誓うものである。
○私は恩師が当然受けるべきである深い尊敬と感謝の念を恩師に棒げる。
○私は良心と尊厳をもって医業に従事する。
○私は第一に患者の健康について考慮を払う。
○私は患者の信頼に答えて秘密を尊重し，その死後までもそれを守る。
○私は全力をあげて光輝ある医学の伝統を擁護する。
○私の同僚は私の兄弟である。
○私は診療に当って宗教，国籍，人種，政党，社会的地位によって患者を差別しない。
○私はたとえ如何なる脅迫があろうとも，生命の始まりから人命を最大限に尊重する。
　人道の法則に反して医学上の知識を用いるようなことはしない。
○私は他からの拘束を受けず，自分自身の名誉にかけてこれらのことを厳粛に約束する。

1948 年　ジュネーヴにおける第 2 回世界医師会総会で採択
1968 年　シドニーにおける第 22 回世界医師会総会で修正
1983 年　ベニスにおける第 35 回世界医師会総会で修正

これは医師のみならずすべての医療従事者が遵守すべき信条である。

現在の医療は医学，すなわち科学に立脚していることは明らかであるが，患者を取り扱う場合はすべて科学的に，合理的に割り切ることはできない。宗教，音楽，美術，文学，趣味，娯楽，嗜好など，その人を取り巻く生活のすべてが関係していることをよく承知しておかねばならない。病気にのみ目を向けてしまい，その人の全体像を見失わないよう心掛けねばならない。

医療従事者の倫理の基本は，まず法を守ることであり，その上に高い道徳性をもつことである。たんに知識や技術の向上を目指すのみならず，人間としての教養を深めるよう心掛けねばならない。

2.7　臨床工学技士の責務

臨床工学技士法は昭和 62 年 5 月国会を通過し，昭和 63 年 4 月に施行された法律である。臨床工学技士は新たに医療従事者として公的に認められた職種である。臨床工学技士たる者は，まずこの技士法に目を通しておかねばならない。

今日の高度医療，特に臨床工学技士が携わるような業務は，看護師，診療放射線技師，臨床検査技師，薬剤師など他の医療職の人々とチームを作ることが

多い．チーム医療では医師が指揮者であり，患者に対する最高責任者である．また患者への窓口でもある．したがって臨床工学技士はチームワークを遂行するチームの一員として，他の職種の人々と緊密な連携を図りつつ，自分の役割を十分に果たさねばならない．このことは臨床工学技士法の第39条に明記されている．

臨床工学技士が定められた業務を行うにあたっては「医師の具体的な指示」を受けねばならないことが法律の第38条に定められている．したがって業務に関係したデータ，患者または装置の状況などを詳細かつすみやかに指示を出した医師に報告することを怠ってはいけない．定められた業務は主として「生命維持管理装置」の操作及び保守点検となっており，患者の身体に直接作用できることは装置の先端部の身体への接続と除去に限られている．患者への注射や皮膚の切開，投薬などは許されていない．働く場所としてはICU，CCU，手術室，救急室，透析療法室などが主たるところである．しかしMEが急速に発展している今日，医療現場に存在し得る唯一の工学技術者として，その責

表2.15 病院の主な診療機器保有状況

(各年10月1日現在)

	昭和62年('87)		59('87)		増△減	
	施設数	台数	施設数	台数	施設数	台数
病院数	9 841	・	9 574	・	267	・
胃ファイバスコープ	6 508	15 824	6 053	17 748	455	△1 924
気管支ファイバスコープ	2 932	5 935	2 454	4 932	478	1 003
画像診断用超音波装置	7 230	14 420	5 778	10 349	1 452	4 071
ディジタルラジオグラフィー	301	364	170	183	131	181
血管連続撮影装置	2 078	2 465	1 778	2 074	300	391
頭部（頭頸部）用CT	937	944	1 165	1 178	△228	△234
全身用CT	3 018	3 224	1 448	1 511	1 570	1 713
RI診断装置	1 050	1 555	974	1 518	76	37
NMR-CT(MRI)	117	119	・	・	・	・
マイクロサージャリ装置	1 298	2 469	1 152	1 878	146	591
リニアック	354	384	282	302	72	82
分娩監視装置	1 987	4 408	1 969	3 484	18	924
長時間心電図分析装置	2 494	2 885	1 557	1 651	937	1 234
生化学自動分析装置	2 923	3 522	2 460	2 867	463	655
人工腎臓（透析）装置	1 687	21 456	1 464	16 459	223	4 997

〔資料　厚生労働省「医療施設調査」〕

務は重大であり，将来，業務内容の拡大が予想される．そのためにも ME の研究・開発については絶えず注意を払い勉強を怠らないようにすべきである．ちなみに昭和 59・62 年の高度診療機器保有の病院および一般診療所数とその台数を**表 2.15** および**表 2.16** に示す．

表 2.16 一般診療所の主な診療機器保有状況

(各年10月1日現在)

	施 設 数			台 数
	昭 62 ('87)	59 ('84)	増 △ 減	昭 62
一 般 診 療 所 数	79 134	78 332	802	
胃ファイバスコープ	9 523	8 441	1 082	12 466
気管支ファイバスコープ	876	938	△ 62	965
画像診断用超音波装置	20 823	14 744	6 079	22 435
単純 X 線撮影装置	49 111	50 246	△ 1 135	53 398
頭 部 用 C T	229	230	155	230
全 身 用 C T	156			156
分 娩 監 視 装 置	3 032	2 637	395	3 775
心 電 計	53 747	54 231	△ 484	65 632
眼 底 鏡	22 551	22 593	△ 42	26 852
人工腎臓（透析）装置	693	604	89	12 804

59 年の台数については「人工腎臓（透析）装置」(10 423 台) 以外は調査なし
〔資料 厚生労働省「医療施設調査」〕

臨床工学技士として日常業務の中で注意すべき例をいくつかあげる．

例 検査の目的で採血をするように先輩の看護師に頼まれたので，患者の肘静脈から 10 ml の採血をした
——法的には許されていない行為である．検査採血は看護師または臨床検査技師に許された業務である．

例 同僚が風邪を引いて薬が欲しいというので，そのカルテを出して以前医師の記載した薬の処方を処方箋に書いた
——医師のサインまたは印のない処方箋は無効である．また医師以外の者は有効な処方箋を発行することはできない．

例 業務中のデータ記録をまったく残すことのない毎日を送っている
——絶対にいけない．取り扱った患者についての業務の必要事項は必ず記録に残さねばならない．

例 病院内で新聞記者から有名政治家の患者の病名や病状を尋ねられたので，"報道の自由" ということからすべてしゃべった
　　──守秘義務に反する重大な過失である。法的責任を問われることがある。

例 有名な女優が患者となった。電車の中で友人に会った際に，彼女の話が出たのでつい彼女の秘密とする私事を話した
　　──守秘義務に反する。絶対に他人にしゃべってはいけない。法的責任を問われることがある。

例 装置を操作中，患者の前で「あっ，しまった」と発言した。患者はその後病状が悪化した。患者は技士に操作ミスがあり，それが原因で自分の病気が悪化したと思うようになった
　　──不用意な発言が患者の誤解を招くことがある。

2.8　医療過誤，医療事故，医事紛争

　医師をはじめとする法的に認められた医療従事者は，自己の医療行為について道義的責任はもちろんのこと，法的責任をもたなければならない。この責任は「臨床工学技士」にももちろん課せられている。
　誤った診療行為によって患者に死傷や損害が生じた場合，その原因が過失によるものを医療過誤という。不可抗力など過失によらないものを医療事故という。この両者の区別は実際にはつけにくいことがしばしばある。この場合，患者側から医師および医療従事者に対してこれを過失として法的な責任追及がなされた場合に，これを医事紛争という。望ましいことではないが，医事紛争の件数が日本では最近特に増えている。これも最近の医療を取り巻く環境の変化であろう。医療過誤で取り上げられる法的責任には民事上，刑事上および行政上の責任がある。
　民事上の責任は損害賠償責任であり，民法に基づいて決められる。刑事上の責任は刑法に基づいて業務上過失致死傷害罪が成り立つ。行政上の責任は民事，刑事とは直接の関係なしに医療組織の中で行政処分として行われることが

慣例となっている．

参 考 文 献

1) 吉岡修一郎：新医学概論，医学出版社，東京（1976）
2) 澤瀉久敬：医学概論とは，誠信書房，東京（1987）
3) 清水文彦：医学概論，臨床検査講座，5，医歯薬出版，東京（1977）
4) 長木大三，林　秀，石本宏昭，中崎俊治：医学概論・関係法規，講談社サイエンティフィック，東京（1981）
5) 桜井靖久，小野哲章，石山陽事，菊地　真編：MEの知識と機器の安全，南江堂，東京（1984）
6) 厚生省健康政策局医事課・財団法人医療機器センター監修：臨床工学技士指定講習会テキスト，金原出版，東京（1988）
7) 斉藤正男編：医療と工学技術，日本評論社，東京（1987）
8) エルウィン・H・アッカーネヒト（井上清恒，田中満智子共訳）：世界医療史―魔法医学から科学的医学へ―，内田老鶴圃，東京（1983）
9) マイヤー・シュタイネック，ズートホフ共著，酒井，三浦共訳（小川鼎三監訳）：図説医学史，朝倉書店，東京（1982）
10) 松浦十四郎，他編：厚生の指標，保険と年金の動向，厚生統計協会，東京（1990）
11) 松浦十四郎，他編：厚生の指標，国民衛生の動向，厚生統計協会，東京（1990）
12) 電子情報技術産業協会編：改訂ME機器ハンドブック，コロナ社，東京（1996）

演 習 問 題

【1】　次の人物と事項との組合せで正しいものはどれか．
　　a．ヒポクラテス――――――――ギリシャ医学
　　b．ガレノス――――――――――エジプト医学
　　c．レオナルド・ダ・ヴィンチ――ルネッサンス
　　d．ハーヴェー―――――――――循環生理学
　　e．リューヴェンフック――――――エジプト医学

【2】　次の人物と事項との組合せで正しいものはどれか．

a． 杉田玄白―――解体新書
b． フレミング―――梅毒の血清反応の確立者
c． レントゲン―――X線CTの発明者
d． パスツール―――フランスの細菌学者
e． コッホ―――ドイツの病理学者

【3】 次の文で正しいものはどれか。
a． 現代中国医療の鍼，灸は歴史的にはインド医学から発している。
b． ヒポクラテスは医聖として今日もあがめられている。
c． マルピギーは17世紀の有名な解剖学者である。
d． アイントーフェンは顕微鏡の発明者である。
e． ナイチンゲールは古代ギリシャに活躍した医師である。

【4】 次の職種のうち法的に医療従事者と認定されていないものはどれか。
a． 保健師　b． 栄養士　c． 臨床検査技師　d． 視能訓練士
e． 歯科衛生士

【5】 臨床検査の目的で患者から採血することが法的に許されている職種はどれか。
a． 看護師　b． 診療放射線技師　c． 臨床検査技師
d． 臨床工学技士　e． 助産師

【6】 次の文のうち正しいものはどれか。
a． 新聞記者は報道の自由に基づいて，総理大臣の病状を医師から知る権利をもっている。
b． 臨床工学技士は患者からの直接の要求があれば，すべてのデータをただちに告知しなければならない。
c． 医療従事者は業務上知った患者の秘密を他人に漏らしてはいけない。
d． 臨床工学技士は，業務上得たデータの公開が医学の進歩に貢献すると思えば患者の許しを得ることなくただちに公表することが望ましい。
e． 臨床工学技士の業務は医師の指示がなくとも行ってよい。

【7】 日本での主位死因は次のうちどれか。（**表2.12**参照）
a． 心疾息　b． 悪性新生物　c． 結核　d． 脳血管疾患　e． 肺炎

演習問題

【8】 患者への投薬処方箋を発行できる医療従事者は次のうちどれか。
　a．医師　　b．看護師　　c．助産師　　d．薬剤師　　e．歯科医師

【9】 次の文の括弧内に適した語を語群より選んでその番号を記入せよ。
　臨床工学技士が，不可抗力によって患者に傷害を与えた場合にこれを（　　）という。患者が法的訴訟をおこした場合これを（　　）という。これが民事上の責任となれば（　　）を支払わねばならない。
　語群　1．医療事故　　2．医事紛争　　3．損害賠償

【10】 次の文の括弧内に適した語を語群より選んでその番号を記入せよ。
　a．ジェンナーによる（　　）の開発により天然痘は急激に少なくなった。
　b．ゼンメルワイスによる（　　）の普及により産褥熱が激減した。
　c．肺炎などの感染による死亡は（　　）の開発により急激に減じた。
　d．現代社会はストレス社会ともいわれており（　　）が多くの人に服用されている。
　e．（　　）は19世紀に米国において開発され外科手術の進歩を促した。
　語群　1．精神安定剤　　2．無菌法　　3．抗生物質　　4．全身麻酔法
　　　　5．人痘法

【11】 次の文で誤っているものはどれか。
　a．日本は世界一の長寿国である。
　b．日本の国民医療費は世界で最も高い。
　c．昭和22年から2年間の出生率は高い。
　d．国立がんセンターは日本には3都市にある。
　e．外来患者で最も多い疾患は高血圧である。

【12】 次の組合せで正しいものはどれか。
　a．アスクレピオス――――ギリシャの医神
　b．クロード・ベルナール――実験医学序説
　c．アンブロア・パレ――――歴史上有名な外科医
　d．北里柴三郎――――――日本における微生物学の開拓者
　e．レンネック――――――聴診器の開発者

3 看護学概論

3.1 看護の歴史的変遷

　看護の歴史は古い。原始的な看護から現代看護に至るまでの，社会における看護の移り変わりをたどって，今日の職業としての看護がどのようにして成立してきたかを述べる。

3.1.1　欧米の看護
〔1〕　キリスト教と看護

　神への服従と隣人愛を説くキリスト教では，その宗教的義務観から，病人の看護は最高に尊い行為とされ，キリスト教初期（4世紀頃まで）の上流婦人たちによるグループや信者が，病人の世話はもちろん，老人や虚弱者，貧しい人たちの援助に積極的に活躍し，看護は栄えた。このようにキリスト教と看護の発達，病院の発達は深い関係にあり，看護は中世に入って本格的な宗教活動の一環となるのであるが，宗教改革（1517）を機としてキリスト教の弱まった時代には看護は職業として民間の婦人の手に移り，報酬を受けて病人の世話をするようになった。17世紀の半ばから約200年の間はほぼこのような状態が続いた。この頃の看護に従事する婦人の知識や技術はたんに経験から身につけたものであって，宗教的背景や人道主義精神ももたず社会からも軽視されたので

あった。その時代にあって看護の重要性を説き改革に乗り出し看護の系統立った学問の必要であることを力説した人たちがあった。社会事業の父といわれるフランスの聖バンサン・ド・ポール（1576〜1660）や，ドイツのルーテル派の尼僧たちの奉仕活動に協力したテオドール・フリードナー（1800〜1869）らである。ルネッサンス（文芸復興）を契機とした基礎科学の発展は，18世紀から19世紀にかけての医学を科学的にも急速に発展させた。看護も19世紀半ば頃からその影響を受けて科学的な知識や技術が要求されるようになり，ようやく近代看護へと近づいてきた。

〔2〕 近代看護の出発とナイチンゲール

近代看護確立への道を拓いた第一の功労者がイギリスのフローレンス・ナイチンゲール（1820〜1910）であることは広く知られている。

彼女はクリミア戦争（スクタリの野戦病院）での輝かしい看護活動の功績に対する国民からの資金をもとにして看護学校を創立した。そこではじめて看護師（ナース）は正規の教育を受け，独立した職業人としての社会的地位を認められる端緒が開かれ，看護の新しい時代を迎えた。1860年は現代看護の出発の年といわれる。

〔3〕 アメリカ看護の発展と看護学の確立

アメリカにおいても17〜18世紀頃は主として教会関係の人々によってなされていたが，南北戦争（1861〜1865）を機にナイチンゲールの指導を受け近代看護活動が盛んになり，クララ・バートン（1821〜1912）の尽力によりアメリカ赤十字社が設立（1881）されてからいっそう活発となり，ナイチンゲール式の看護学校が各地に設立された。男女平等の思想から女性の人権を尊重するアメリカは看護師という職業の確立には絶好の国であった。その後のアメリカにおける看護師の教育は目覚ましく，また各地の大学は看護師に門戸を開き，大学教育として看護学が学問体系化した。

〔4〕 国際赤十字社創立と看護師養成

スイスのアンリー・デュナンは，1859年北イタリアのソルフェリーノの戦いでの救護体験から「ソルフェリーノの思い出」と題した小冊子を著し，戦場

90　　3. 看　護　学　概　論

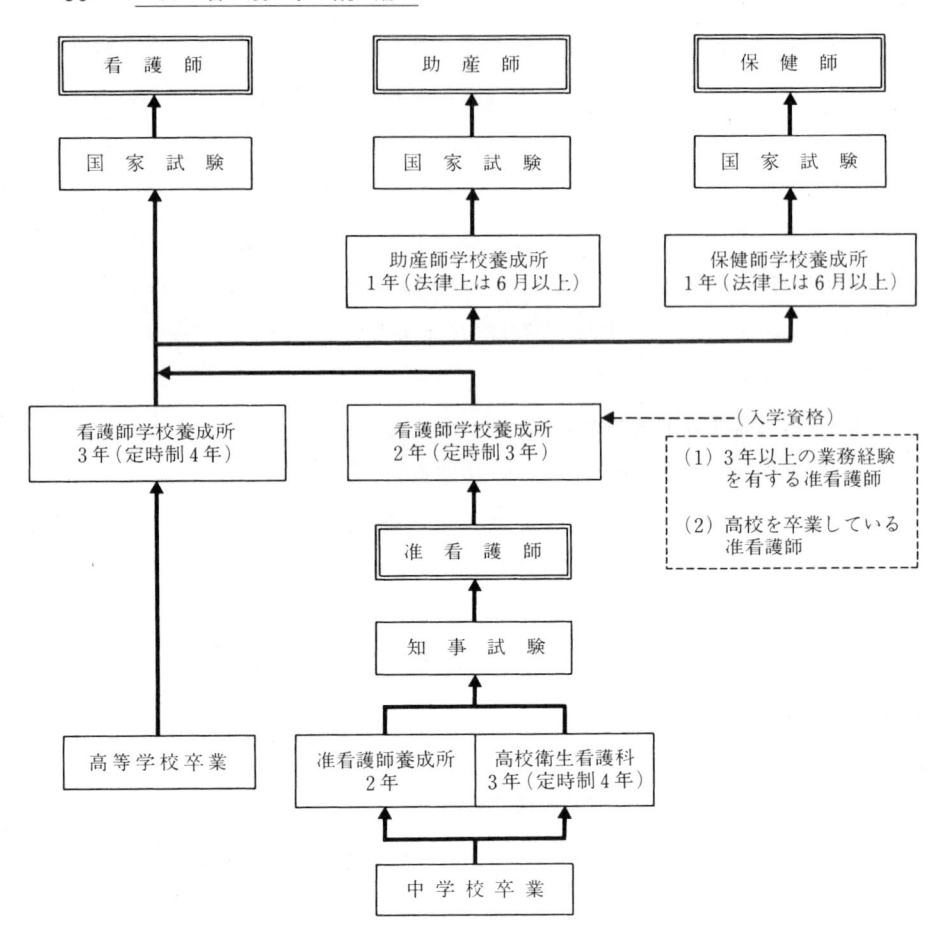

```
[看護師]              [助産師]              [保健師]
  ↑                    ↑                    ↑
[国家試験]            [国家試験]            [国家試験]
                       ↑                    ↑
                 助産師学校養成所        保健師学校養成所
                 1年(法律上は6月以上)    1年(法律上は6月以上)

[看護師学校養成所]    [看護師学校養成所] ←---(入学資格)
 3年(定時制4年)       2年(定時制3年)     (1) 3年以上の業務経験
   ↑                    ↑                   を有する准看護師
                     [准看護師]           (2) 高校を卒業している
                        ↑                    准看護師
                     [知事試験]
                        ↑
[高等学校卒業]    准看護師養成所  高校衛生看護科
                    2年           3年(定時制4年)
                        ↑
                  [中学校卒業]
```

図 3.1　看護教育制度図（学校養成所の下段は修業年度）

の惨状を詳細に報告し，傷病者の救護にあたる機関の必要性を説き，人道上の問題として欧州各国の知名人に送った．1863年これを読んだ人たちが数か国から集まり1864年スイスのジュネーヴで16か国の政府代表者によるジュネーヴ条約（赤十字条約）の成立にまで至った．ここに国際赤十字社が創立され，世界各国で優秀な看護師の養成が始まり，戦時，平時を問わず災害の救護にあたって，世界人類の平和に貢献する赤十字看護師の養成が出発した．そして養成教育のために赤十字病院が準備され，社会事業，博愛精神のもとに赤十字事

3.1 看護の歴史的変遷　91

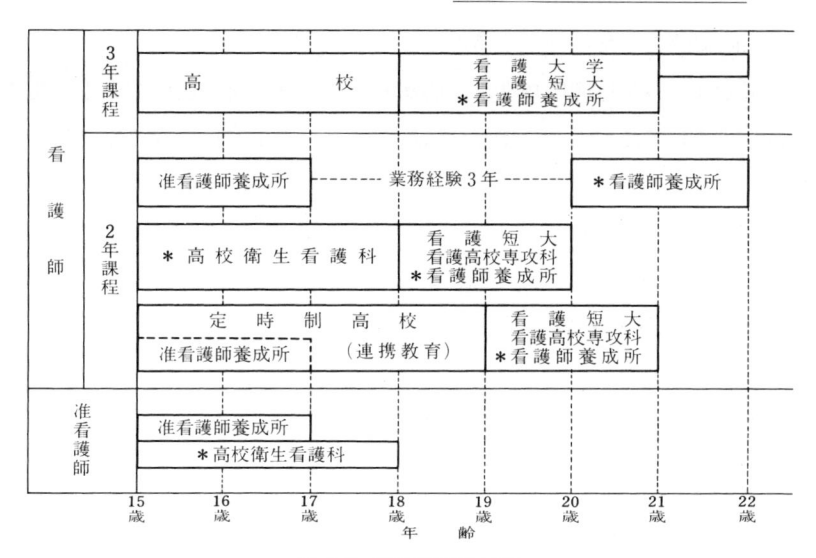

図3.2　看護教育系統図

注(1)　*印は定時制課程あり，修業年限1年延長．
(2)　保健師，助産師の修業年限は，看護師教育修了後1年（法律上は6月以上）である．

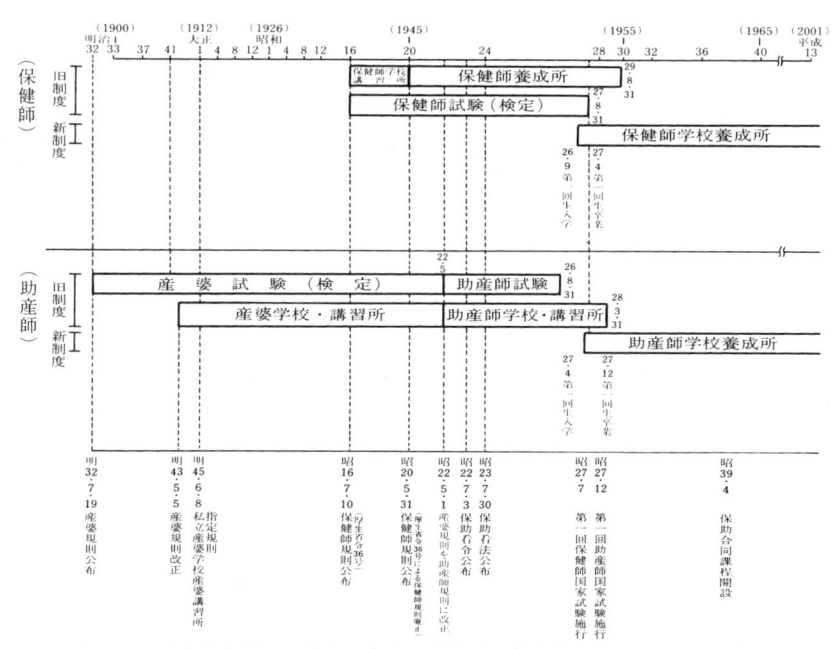

図3.3　看護教育制度の推移（当時，保健師は保健婦，助産師は助産婦）

業は，国際機関としていっそう盛んになった。

我が国では，各都道府県知事が支部長となり，全国組織として支部が設立されている。そしてほとんどの支部で病院をもち，赤十字救護看護師の養成をしている。本社は，東京の芝公園にあり，赤十字事業の活発な運動を展開している。

3.1.2 我が国の看護
〔1〕 仏教と看護

我が国の看護も仏教に基づいた宗教的看護から形作られてきた。仏教伝来は538年といわれているが，仏教の慈愛の心が看護と通じ，看護の心は仏の心として発展した。キリスト教が支柱になっている西洋の看護と，仏教がその精神になっている我が国の看護とは，宗教と結びついていることにおいて同じである。釈迦は「もし我（釈迦）を供養しようと思うならば，その代り病人を看護すべきである」と説いている。聖徳太子（574〜622）の救癩事業をはじめとして，広く僧侶の間にも，仏教信者の間にも病人に対する看護の救済が行われ，そのことが現世における極楽浄土を再現した。太子が難波（今の大阪）に建立した四天王寺の中に設けた施薬院，療病院，悲田院，敬田院（あわせて四箇院という）は，我が国最初の救療施設であって，太子こそ，日本の医療史の第一ページを飾るべき人物である。光明皇后，和気広虫は奈良時代，後に尽くした代表的な人物である。養老律令のなかの「医疾令（いしつりょう）」は日本最初の医事制度である。

794年桓武天皇が京都に都を定めてから源頼朝が鎌倉に幕府を開くまでの約400年間（平安時代）は太平で，大陸からの文化を輸入して日本的な新しい文化を創造した時代であった。朝廷が医道を政治の根本とした史実があり，医学の専門家や著述も行われ，鎌倉時代は武家の政治という一面粗野な面もあったが，積極的で学問の発達に大きな進歩を遂げた。これは医療の黄金時代といわれる。1543年，ポルトガル商船の種子島漂着以来，突如として西洋文化が移入されることになり，我が国の医療に大きな影響を与えた。

1713年，貝原益軒の「養生訓」は有名である。

日本の医学は江戸時代末期までは漢方医学であった。フランシスコ・ザビエルによるキリスト教布教の手段として，南蛮医学が入ってきて外科手術が導入された。長崎の出島を窓口に，鎖国令が出てからも徳川幕府は黙認した。

オランダ医学が移入されたのもこの頃である。有名なシーボルト（1796～1866）（ドイツ人）当時の蘭学の実体はドイツ医学であった。明治維新によって鎖国が解かれ，西洋文明が入ってきて医学も漢方医学から西洋医学へと大きく転換した。

〔2〕 **看護学校の始まり**

日本で看護師の養成が始まったのは1887年前後である。東京慈恵会・キリスト教看護師養成所（今の東京麹町にある女子学院に桜井女学校として併設），京都同志社，帝国大学（今の東京大学），続いて，1890年に日本赤十字社が（女学校卒業後3年制）の高等看護師養成を開始，1904年に聖路加が高等看護師養成（女学校卒業後2年制）を設立した。このことは看護師のみならず女子の社会的地位の向上に大きな力となった。

現代の看護を築き上げたのは，日本赤十字社や，聖路加の卒業生たちであるといっても過言ではない。この頃，看護師養成は，病院長（医師）が養成長を兼務した。これが現在の看護師学校の形態のもとになって今も続いている。

〔3〕 **近代看護の始まり**

第二次世界大戦で日本は敗れ，日本軍国主義は崩壊し，それとともにあらゆる価値体系は根底から覆った。封建的な古い日本から民主的で平和な日本への黎明が訪れた。婦人に参政権が与えられ，女子の解放と自立の時代が来たのであった。看護の世界も，アメリカ占領軍の指令によって，教育，業務，待遇等，すべての面で大改革が行われ，専門職としての看護を確立するための制度がもちこまれた。1948年（昭和23年）保健師助産師看護師法が，従来の規則に代わって制定されたことは看護界の大革命である。その法律の根本精神はつぎのようなものであった。

① 看護の業務は，看護師の専業とする。

② 正しい看護は，よく訓練された看護師によって行われるべきものである。そのためには，看護師の手から雑用を取り除き，看護師自身に看護業務を正しく自覚させ，患者に対するすべての責任をもたせる。

③ 看護師の教育水準を高める。基本となるべき臨床看護の教育基準は，その普通教育を高等学校におき，専門教育はその上に3年間の教育とする。なお，保健師，助産師となる者の教育はさらにそれよりも6か月以上修業することとする。

以上のような画期的な大改革であった。新しい看護師は戦前のような医師の介助者ではなく，独立した専門職であって，病人のための看護技術者であるという考え方が打ち出された。そして，専門性を打ち出すための業務の確立が問われた。日常業務を科学的に，プロフェッション（profession）としての看護を体系化し，学問として成立させることの急が高まった。

3.2 看護学教育の使命

3.2.1 看護学教育とは

医学教育，法学教育，薬学教育，教育学教育とあるように，看護師の養成は，看護学教育なのである。また医師養成と看護師養成は同意義語である。看護師養成機関は，すべて高校教育機関に属することを前もって述べておく。我が国の看護師養成機関は平成13年4月現在1,831校で，そのうち看護師は3年課程（4年大学3年短大を含む）663校，2年課程（2年短大を含む）401校である。ほかに准看護師課程が492校，保健師148校，助産師127校がある。そのうち，大学91校，短大64校であってほとんど大半が高等学校卒後3年または2年の看護師養成所である。上述のように，少数の大学，短大卒者は，養成所卒者と特別に区分されるものでなく，同一資格，同一免許，同一の役割であることは当然である。したがって就職に際しての処遇もまったく同一である。学生も，教育側も，この点を間違うことのないようにしなければいけない。受けた教育を実現する能力がどれだけあるか，それをどのように卒業後生かしているかによって評価されることを認識することである。

表 3.1　学校養成所数および定員（課程別・年次別）

区分		平成11年4月 (1999)			平成12年4月 (2000)			平成13年4月 (2001)		
		学校数	1学年定員	総定員	学校数	1学年定員	総定員	学校数	1学年定員	総定員
保健師	大学	73	5 085	5 085	82	5 910	5 910	80	6 410	6 410
	短期大学専攻科	22	715	715	21	665	665	21	670	670
	養成所	46	1 685	1 685	44	1 590	1 590	39	1 430	1 430
	合計	141	7 485	7 485	147	8 165	8 165	148	8 510	8 510
助産師	大学	40	2 950	2 950	46	3 370	3 370	54	3 980	3 980
	短期大学専攻科	37	660	660	35	610	610	34	590	590
	養成所	46	1 025	1 025	43	978	978	39	898	898
	合計	123	4 635	4 635	124	4 958	4 958	127	5 468	5 468
看護師	3年課程 大学	75	5 125	20 420	84	5 950	23 720	91	6 530	26 040
	3年課程 短期大学	73	4 940	14 820	67	4 580	13 740	64	4 310	12 930
	3年課程 養成所	506	23 842	72 077	513	23 544	71 237	508	23 297	70 466
	3年課程 計	654	33 889	107 317	664	34 074	108 697	663	34 137	109 436
	2年課程 短期大学	13	610	1 220	11	570	1 140	10	570	1 140
	2年課程 高等学校専攻科	57	2 715	5 430	59	2 835	5 670	61	2 915	5 830
	2年課程 養成所	363	15 433	39 748	351	14 548	37 693	330	13 628	35 488
	2年課程 計	433	18 758	46 398	421	17 953	44 503	401	17 113	42 458
	合計	1 087	52 647	153 715	1 085	52 027	153 200	1 064	51 250	151 894
准看護師	高等学校衛生看護科	131	7 249	21 867	130	7 135	21 525	127	6 763	20 409
	養成所	415	21 051	42 102	399	19 335	38 670	365	17 810	35 620
	合計	546	28 300	63 969	529	26 470	60 195	492	24 573	56 029
総計		1 897	93 067	229 804	1 885	91 620	226 518	1 831	89 801	221 901

〔1〕 職業教育としての看護学教育

　大学であっても養成所であっても，看護師という専門職業人の育成が目的の職業教育なのである．一般教育と異なりその養成目的がはっきりしている．

　高等教育における職業準備教育の難しさは，知的系統的教育のレベルアップという課題にこたえることと，実務への移行の円滑化という課題にこたえることが，必ずしもたやすくは一致しないというところにある．この二つの課題は，あいまいな妥協の方策を考えようとすると，両者の長所を二つとも失うことになりかねないからである．

　およそ，専門職業人の教育というものは，養成段階，新任研修教育段階，現職研修段階というように，それぞれに固有の意義や目的があるこれら諸段階の有機的な連絡と，調整を図りながら計画・実践していかなければ，その効は奏しない．要するに看護基礎教育の段階では「看護師としての完成教育」を急ぐのではなく，生涯教育学習の基礎をしっかりと作り上げることに専念すべきである．これこそ高等教育レベルの看護師養成といえる．

〔2〕 人間看護学としての看護学教育

看護師という職業は，人間を心と身体の統一体として，全人的に受けとめかかわる崇高な職業である。その上，人の命を守り育てるという重大な使命をもち，人間としての道，医道としての倫理，哲学を必要とされる。

まず，人間理解から入らなければならないし，自分自身が人間を大切にし人間の命を尊ぶ精神，博愛と奉仕の精神の持ち主であらねばならない。その適性が要求される職業であることを認識することである。人間が，この世に生を受け，その生涯を「よく生きる」「いかに生きるか」を完うするためへの援助行為なのである。まさに人間学に立脚した看護学であって，その基礎の学問は，心理学と生理学が柱となる。生物体としての人間，生活体としての人間へのアプローチなのである。してみればデューイがいうように，「徳」の育成と結びつかなければならないことが理解できよう。まさしく，看護学は人間看護学という哲学といってよい。

3.3 医療技術教育の現状

3.3.1 医療技術者の種類と養成制度

医学・医療の進歩は秒進秒歩と，目覚ましいものがあり，社会の要請も複雑に変化している。医師を中心として，関係職種の専門職が従事しているがその役割はますます重要視されている。

法律によって身分が確立しているものは，薬剤師，保健師，助産師，看護師，准看護師，診療放射線技師，臨床検査技師，衛生検査技師，理学療法士，作業療法士，視能訓練士，**臨床工学技士**，義肢装具士，歯科技工士，歯科衛生士，などであり，ほかに医療類似行為として，あん摩マッサージ指圧師，はり師，きゅう師，柔道整復師がある。なかでも臨床工学技士および義肢装具士は，昭和62年に新しく法制化された職種である（**表3.2**）。

これらの職種の大半は，文部科学・厚生労働大臣のおのおのの指定した学校・養成所において正規の課程を修めた者または卒業した者は，国家試験（一部は都道府県知事試験）の受験資格が与えられ，合格した者には免許が交付さ

3.3 医療技術教育の現状　97

表 3.2　医療関係者の免許取得要件および名称・業務の独占

名　称	学校または養成施設の入所資格	修学または修業期間	試験実施者	免許付与者	名称独占	業務独占
医師	高校卒	6年	厚生労働大臣	厚生労働大臣	○	○
歯科医師	高校卒	6年	厚生労働大臣	厚生労働大臣	○	○
保健師	看護師国家試験受験資格	6月	厚生労働大臣	厚生労働大臣	○	
助産師	看護師国家試験受験資格	6月	厚生労働大臣	厚生労働大臣		○
看護師	高校卒	3年	厚生労働大臣	厚生労働大臣		○
准看護師	中学卒	2年	都道府県知事	都道府県知事		○
診療放射線技師	高校卒	3年	厚生労働大臣	厚生労働大臣	○	
臨床検査技師	高校卒	3年	厚生労働大臣	厚生労働大臣		△
衛生検査技師	(一定の大学卒等)	—	(無試験)	厚生労働大臣		
歯科衛生士	高校卒	2年	厚生労働大臣	厚生労働大臣	○	
歯科技工士	高校卒	2年	厚生労働大臣(当分の間都道府県知事)	厚生労働大臣		○
理学療法士	高校卒	3年	厚生労働大臣	厚生労働大臣	○	△
作業療法士	高校卒	3年	厚生労働大臣	厚生労働大臣	○	△
視能訓練士	高校卒／短大卒	3年／1年	厚生労働大臣	厚生労働大臣	○	△
言語聴覚士	高校卒	3年	厚生労働大臣	厚生労働大臣	○	△
臨床工学技士	高校卒	3年	厚生労働大臣	厚生労働大臣	○	△
義肢装具士	高校卒	3年	厚生労働大臣	厚生労働大臣	○	△
救命救急士	高校卒	2年	厚生労働大臣	厚生労働大臣	○	△
あん摩マッサージ指圧師	高校卒	3年	厚生労働大臣	厚生労働大臣		○
はり師	高校卒	3年	厚生労働大臣	厚生労働大臣		○
きゅう師	高校卒	3年	厚生労働大臣	厚生労働大臣		○
柔道整復師	高校卒	3年	厚生労働大臣	厚生労働大臣		○
薬剤師	高校卒	4年	厚生労働大臣	厚生労働大臣	○	○
栄養士	高校卒	2年	(無試験)	都道府県知事	○	
栄養管理士	高校卒／養成施設と実務経験をあわせて5年以上	4年	厚生労働大臣	厚生労働大臣	○	

〔注〕　△印は一部について業務独占であることを示す。

れる。

　各学校の入学資格，養成形態が種々様々であり，複雑多岐にわたっている。まだ法制化されない職種に，医療福祉士，言語療法士，補聴器士，臨床心理士がある。そして養成は大学で行われているものから，学会認定によるものと多様である。

　医療類似行為業としている職種は，一般には医療関係技術者とはいわない。

3.3.2 養成学校数の現状と推移

　職種別の学校数の上で伸びているのが看護師で15年間で約50校の増加となっている。次いで理学療法士，作業療法士であり昭和54年以降の設置である。総じて専修学校から短大への移行が目立っている。

　看護師のうち，准看護師が高等学校衛生看護科において養成がなされたのが昭和39年であり，昭和40年代に大幅な増加を示している。最近は，2年の専攻科を設置して看護師になるためのコースを開設する傾向が増えている。

3.3.3 これからの医療技術教育

　超高齢化社会の到来を考えるとき，医療現場はもちろん，福祉施設，在宅等における医療技術者に対する期待は増すばかりである。また，高度医療における医療機器の管理取扱いについての専門的な知識や技術の需要は大きく，医療の適正化はもちろんながら，ハードな領域に走りすぎソフト面を大切にする心掛けを忘れてはならない。人間性を失う危険な科学の領域ではいっそう人間味あふれる心豊かな対応のできる医療技術者が求められる。

　各職種の今後の在り方を反省し，よりよき医療サービスの提供者として必要なものは何か，特に従事者の人間教育，そして専門領域の高度な知識と技術の訓練に必要なカリキュラムの見直し，教育者の質の向上，量の確保，設備の強化充実，教育予算の公的補助の増額による改善向上策の推進を考えて，レベルアップを行うことである。人命を預かる大切な職種であることをいつも認識して，研究，努力しなければならない。

看護師養成のうち，准看護師の養成は約 2 分の 1 を占めており，この職種は，看護師の補助者として存在するものであって，他職種にはない看護師業務従事者のうちの中核をなしている。この職種の質のレベルアップが，専門職としての看護を確立できるか否かのかぎを握っているといっても過言ではない。

　何故なら，専門職は補助者をもつことが条件の一つであり，看護の中間的業務（看護の業務には三つの段階があり，第一段階はナースエードであって，単純業務とし，第三段階は高度な知識や技術を必要とする判断業務であって専門職としての看護師業務，その中間的機能が准看護師業務という。医師や看護師の指示を受けて業務を行う）を担う職種なのである。

　この職種は，高度医療においても，また慢性群の医療機関においても，特に高齢者の看護，寝たきり者の療護や，身障者の介護，看護，在宅ケア，訪問看護など，数限りなくその領域は拡大するばかりである。質の低下を来さずに量の確保が要求される職種である。アメリカでは ICU において専門の訓練がなされている。

3.4　看　護　の　概　念

3.4.1　看　護　と　は

　まず医療とは，患者を軸として医師，看護師，その他の医療関係職種の連携業務であり，疾病の予防から，リハビリテーション，さらに健康増進に至るまでを包含すべきである。つまり comprehensive medicine（包括医療）なのである。医学の高度化，複雑化，機械化はともすれば患者という人間を疎外する弊に陥りやすく，それだけに看護にあたる者は，患者やその家族を大切にし，24 時間密着する業務の性質からも，その責任者でなければならない。

　看護は，病気を看るのではなく，病気をもった患者を看取るのであって，「人間を看取る看護」でなければならない。

〔1〕　看護の定義について

　看護を知る上で，ナース（nurse）の語源について考えてみよう。
14, 5 世紀頃 norse または nurse の形（名詞）で英語になったといわれる。

新生児に乳を与えて世話をする人を wet nurses と呼び，現在の病人の世話をする人の意味で使われるようになったのは 16 世紀末である。19 世紀頃には看護師が職業として定着するようになり，その意味も確立した。

シェークスピアやモリエールの喜劇には，ナースと医師のやりとりに，盛んに医の批判や，人間性の復活そしてナースへの期待がうかがわれるものが多く見られる。ヨーロッパの看護を知るのに面白い。

Webster（辞典）によると，nurse とは，
① 新生児に乳を与えて世話をする人を wet nurse
② 乳幼児の世話をする人を dry nurse
③ 病人やけが人の世話のために訓練され熟練している人

と説明されている。つまり自らのことを自らでできない人々に対してその世話をするというところに看護の原点があり，このことは衆知のことである。

外国の看護学の先輩により試みられた看護の概念をいくつかあげる。

〔Nightingale, Florence〕 病気とは，健康を妨げている条件を除去しようとする自然の働きである。健康とは，われわれがもっている力を十分に活用できる状態をさす。本来の看護は，処方された薬剤や，刺激物を与えたり，外科的処置を施したりすることのほかに，すべての病人の生命力の消耗を最少にするよう，環境を整えたり，食事を選択し与えることなどである。健康を守る看護も同様に，健康な人の生命力をできるだけ高めるように，自然の力を適切に活用することである。　　（湯槇ます監修：ナイチンゲール著作集，現代社）

〔Harmer, Bertha〕 看護の目的は，病人や負傷者を治療するだけでなく，心身の健康，安楽，安息および快適さをもたらすことであり，困難を負っていたり，障害をもつあらゆる人々を保護育成し，助力を与えることである。疾病を予防し，健康を維持することであり，看護師は，個人のケアばかりでなく，人々全体の健康に関係している。

（小野寺杜紀訳：看護概念の再検討，医学書院）

〔Brown, Esther L.〕 専門職業看護師とは，健康人，病人を問わず，健康上の基本的な要求を認識し，理解する人であり，またそのような要求をいかにしたらもっともよくみたし得るかを知っている人である。

（小林富美栄訳：これからの看護，日本看護協会出版会）

3.4 看護の概念

〔Henderson, Virginia〕 看護師の独自の機能とは，健康，不健康を問わず，各個人を手助けすることにある。どんな点で援助するかというと，健康生活，健康への回復（あるいはまた平和な死への道），これらは，もしその本人が必要なだけの強さと，意志と知識とを兼ねそなえていれば，人の手をかりなくともできることかもしれないが，とにかくそうしたことに寄与する活動が看護師の仕事である。そして患者あるいは健康な人の場合でも，その本人を助けて，できるだけ早く自分で自分の始末をできるようにするといった方法でこの活動を行うことである。看護の基本的要素として14項目をあげている。
（湯槇ます・小玉香津子訳：看護の基本となるもの，日本看護協会出版会）

〔Abdellah, Faye G.〕 看護は，個人と家族に対するサービスであるゆえに，社会に対するサービスとなる。これは技術と科学に基礎づけられた個々の看護師の態度，知的能力を，病人，健康人を問わず，人の保健問題を援助するように生かし，そしてそれは，一般的に，特殊的な医療方針のもとで遂行される。看護の問題点として21項目をあげている。

1. 個人の衛生と身体的安楽の保持。
2. 適切な運動，休憩，睡眠の調整。
3. 事故，障害を防止し，病気の感染予防を通して行う安全策の促進。
4. 良好な身体機能の保持と，機能障害の防止およびその矯正。
5. 身体各部細胞への酸素供給の保持と促進。
6. 身体各部細胞への栄養補給の保持と促進。
7. 排泄の円滑を図る。
8. 体液および電解質のバランスの保持と促進。
9. 身体の病気に対する生理的反応——病理的，生理的，代償的——の理解。
10. 身体の円滑な機構組織と機能の保持と促進。
11. 身体の感覚的機能の保持と促進。
12. 有形，無形の意志の表現，感情，反応の認識と理解。
13. 臓器疾患と情緒の相互関連性の確認と理解。
14. 有効的な，有言，無言の意志疎通の理解と努力。
15. 建設的人間関係の発展と努力。
16. 個人の精神的目標達成を促す努力。
17. よき医療環境の創造と維持。
18. 肉体的，情緒的，発展的ニードの多様性をもった個人としての自己を認めさせる。
19. 肉体的，情緒的の制約内での最大可能な目標を理解させる。
20. 疾病からくる諸問題解決の助けとして，社会資源の活用を行う。
21. 病気の原因を起こす要素としての，社会問題を理解する。

（千野静香訳：思考中心の看護，医学書院）

〔**Johnson, E, Dorothy**〕 患者の世話をする際の看護固有の責任は，健康状態が変化していく過程の中で，動的な状態の"平衡状態"を維持し，あるいは回復することである。個人（または集団）が平衡状態をみだし"緊張"を生じるような病的な"ストレス"を受けているときには，助力をしてやることである。平衡状態とは，他人が自身の内部で調和を保ちまた外部環境とも調和している状態である。
（稲田八重子ほか訳：看護学翻訳論文集，現代社）

〔**Wiedenbach, Ernestine**〕 臨床看護の目的は，その個人が"援助を要するニード"として体験しているニードを満たすことにある。"ニード"とは，一個人がある状況におかれたばあいに，そのなかで，自身を"安楽"かつ"有能"に保持あるいは維持するために必要な何物かである。"援助"とは，個人がある状況のもとで，有効にその機能を発揮する力を妨げているあらゆるものに打ち勝てるようにするための，手段あるいは行為である。
（外口玉子・池田明子訳：臨床看護の本質，現代社）

〔**Travelbee, Joyce**〕 看護とは，対人関係のプロセスであり，それによって専門実務看護師は，病気や苦難の体験を予防したり，あるいは，それに立ち向かうように，そして必要なときはいつでも，それらの体験のなかに意味をみつけだすように個人や家族，あるいは地域社会を援助するのである。
（長谷川広・藤枝知子訳：人間対人間の看護，医学書院）

〔**Sorensen, Gladys E.**〕 看護は，病気あるいは障害をもつ人が，普通の状態ならばできるはずの日常生活活動を，現在もつ障害のために，今はできないという場合に，それらを遂行できるようにひとりひとりに助力していく過程である。
(Sorensen, Gladys E.：看護の概念―内科外科疾患を有する患者の看護ケア)

〔**Orem, Dorothea E.**〕 看護とは，幼児，児童および成人で，完全にあるいは部分的に依存している人々（両親や保護者など）が，扶養者である彼等にケアを実施したり，監督したりできないときに援助するサービスである。援助の技能としての看護は，患者の日常的，治療的なセルフケアを実現し，あるいはその実現に貢献する複雑な能力である。セルフケアとは，生命，健康および安寧を維持するために，各個人が自分自身のために実施する実践活動のことである。
（小野寺杜紀訳：オレム看護論，医学書院）

〔**Rogers, Martha E.**〕 看護の概念体系の中心を占める現象は，人間の生命過程である。生命過程の行動表現は，統一体としての調和のとれたもので，客観的または主観的，内的または外的，精神的または身体的といった二分法で

は理解できない。この行動表現は，統一体としての人間に独自のものである。人間のアイデンティティは，その全体性においてのみ存在する。看護の概念モデルの中心を占め，それに欠かせないものが，この人間の全体性ということである。生命過程は，ホメオダイナミックスなものであるとし，このホメオダイナミックスの原理には4つある。相互性，同時性，らせん運動，共鳴の原理をあげている。ホメオダイナミックスの概念は，人間は常に進化しているという考え方が根底にあり，人間と環境の相互作用は，ホメオスタシスを達成するためではなく，新しい次元の複雑さを達成すべく方向づけられている。

（樋口康子・中西睦子訳：ロジャース看護論，医学書院）

これらの看護論はいずれも，健康の保持，増進に向けて看護活動があること，その活動は働きかける対象の健康のレベルによって多種多様であること，看護の働きかけは人間を統一体として全人的にとらえ，おのおのの人間の多様なニードを適切に把握し対応できるものである。そのためには看護学の知識，技術が必要であるとしている。

〔2〕 人間看護について

「看護とは病者が心身ともに安定した状態を維持しながら療養生活が送れるように，日常生活を管理することである。それは家族を含めて継続的でなければならない」

これは，筆者が提唱する定義である。筆者は，看護学生がこの定義について理解することを看護学の入門としている。

療養生活の管理とは衣・食・住環境を治療時に管理したり，患者が安心して，安全に安楽に，最も苦痛の少ない状態で治療が受けられるように，また最も治療効果を高め早く健康回復ができるように，生理的，心理的，社会的なあらゆる条件を整えて，日常生活を最もよい状態に調整することである。さらに患者の家族の協力を得て，入院中も，退院後も，治療が正確に完全に行われるよう，よく連絡をとり，個のそれぞれのライフステージを大切にした適切な療養生活を送れるよう，家族と力を合わせ，フォローすることなのである。ナースだけの力では看護はできない。患者である当事者の闘病への努力，姿勢を助け，家族は患者が不安や心配をしなくてもよいように安心して療養に専念でき

る気配りを患者にしなければならない。家族の力が看護や治療に絶大であることを述べている。

この定義の根底には人間看護の思想がある。人間は身体的・精神的・社会的存在であり，病気をもっている人間を全人的に理解した上で，看護は展開されるべきである。

〔3〕 援助の概念

看護の機能は，対象である人間（患者）への生活援助である。疾病にかかると人間の行動パターンは制限される。そして本人自身では健康なときの行動が保持できにくくなるか，またはできなくなる。また安定した状態を保つために多大なエネルギーを消耗することになる。その患者へできるだけの援助を看護の立場から行うことが看護機能の基本であるといえよう。そして何故，患者がそのような状態になったか，その原因を追求し，それが患者の身体面からくる問題であるか，社会面，心理面，環境面からくる問題であるかを知ることによって，看護の援助活動が開始される。たんに病気だけを対象としたのでは真の看護とはいえない。

医学的治療もその根底に人間が（患者）一個人として存在していなければならないが，看護は，もっとも深く患者との人間的なかかわりが要求される。医学がサイエンスであれば看護はケアであるといってよい。「支援」，「援助」は自立への助けである。ゴールとしてのセルフケアの援助のことであって，家族と一緒に，また，地域看護との協力を得ながら回復に力を注ぐことである。

〔4〕 看護的治療

看護的治療とは，新生児，精神患者，中枢神経障害者，寝たきり老人，慢性疾患患者，身体障害者，死に直面している看護など，CureよりCareの領域の管理下に在る人に，つまり身体的な疾患の局部的な医学的管理もさることながら，自然治癒力を最大限に発揮できるように，看護の立場から患者の生活全体に働きかけることで，自立を促したり，安らかな死を迎えられることを目的とする行為のことであり，こうした患者では看護の果たすべき機能が大きく期待される。医学的または科学的に病気と診断するに足るだけのデータは出なく

3.4 看護の概念

とも，病感のある人，あるいは患者の予備群ともいうべき人も多く存在している。これらの人々を筆者は病者と表現している。その病者を取り巻く医師や他の医療従事者たちの機能を熟知して，患者のニードを充足するように十分な情報を提供したり交換して，患者を代弁し得るだけの，よい理解者であらねばならない。特に臨床工学技士とは，ICU など患者が生命の危機状態にあるような場でのかかわりであるので，コミュニケーションを平常からよくとり，よい関係を保つように協力関係，信頼関係を築く努力が大切である。コミュニケーションは看護の治療的役割に大きな意義をもつ。

言葉遣いに注意して，いささかの不信をも抱かせてはならない。また，非言語的コミュニケーションも，ICU などにおいては大切であるので，五感（全身）で相手を受け止め，対応できる気遣いを訓練することである。誠意をもって，人格を尊重し，生命を守る仕事の威信を失わず責任ある行動をとることに専念しなければならない。

〔5〕 **診療の補助**

診療を受けにくる病者への援助も大切である。人は病気を自覚したとき，まず診療所や病院を訪れる。そして外来で不安な気持ちで診療を受け，結果を待つ。また診察時の介助は親切にそして医師が正確な情報をとることができ，診断の正確，処置の適切ができなければならない。看護師が正しい医学的知識をもち，患者の病状をよく理解し，治療の方針を確認し，アフタケアについて，医師や他の医療従事者たちとよく連携し援助にあたることが大切である。

保健師助産師看護師法第5条でいう「診療の補助」は，相対的医行為を指す。そして，法第37条では，以下のように，その業務範囲を規定している。

「保健師，助産師，看護師又は准看護師は，主治の医師又は歯科医師の指示があった場合の外，診療機器を使用し，医薬品を授与し，又は医薬品について指示をなし，その他医師若しくは歯科医師が行うのでなければ，衛生上危害を生ずる虞のある行為をしてはならない。但し，臨時応急の手当をなし，又は助産師がへそのおを切り，かん腸を施し，その他助産師の業務に当然付随する行為をなすことは差支えない。」

看護師の業務も，かつては医師の業務範囲とされていた領域も，看護師が行い，独自の業務として責任をもたなければいけない。例えば水分代謝，呼吸の管理，除細動，安静度の判断，または治療食や術後食事箋の指示，排泄異常時の浣腸や導尿，指示ある静脈注射の実施はもちろんながら，適正な注射部位，方法，量，患者の体質，薬液の種類，薬理作用など，総合的に判断できる能力を備えていなければならない。

診療補助業務は，看護師本来の業務であって，他の医療従事者には，ある一部分のみが許されているにすぎない。したがって，すべて保健師助産師看護師法の規定にかかわらずと断わりの条文となっている。そのように看護師は医師の指示があれば，ほとんどの相対的医行為はできる職種なのであるから，その責任の重大性をよく認識し，医学的知識を十分に勉強し，生活科学，心理学，生理学，物理学，行動科学，病態生理学，解剖生理学など基礎の学問を生涯にわたって学習する必要がある。

〔6〕 **医療過誤の防止**

専門職業人として業務を遂行するとき，患者の期待，医療チームの期待，患者を取り巻く周囲の人々の信頼を裏切ってはならない。高度の知的判断行為には大きな責任が伴う。その判断業務は大きければ大きいほど患者の生命と直結する度合いも大きい。生命の安全を第一義に考え，判断し，すこしの危険も与えてはならない。万一，危険が予測できるときは，万全を期して防がねばならない。間違いを犯した場合は，その大小にかかわらず，自ら責任を負わなければならない。医師への甘えや依存，責任忌避，責任転嫁などは看護師の専門性を認めることはできない。事故をおこさないような対策を考え，免許に期待され，信頼にこたえるため，注意義務を自覚し守ることである。

また，患者の秘密を守る義務は患者の人権，人格を守り尊重する倫理上の大切な義務である。

3.4.2 看護の機能と看護チーム

〔1〕 モンターグのスペクトル

昭和39年7月"看護制度に関する意見書"は，"看護の機能には誰にでもできる簡単な技術から，高度に複雑な技術まで，常識をもって足る分野から特殊の専門教育が必要な分野まで，機械的反復的な業務から計画的管理的な業務までが包含されており，しかも各段階の区別は必ずしも明確ではなく，いわばスペクトラムをなしている。したがって看護の業務全般についてふさわしい単一の専門職を設定することは適当でなく，むしろ業務の各段階に応じてそれぞれにふさわしい職種を設定することが望ましい"としている。

同様にアメリカのモンターグも看護の機能をスペクトルにたとえて図表化している（図3.4）。

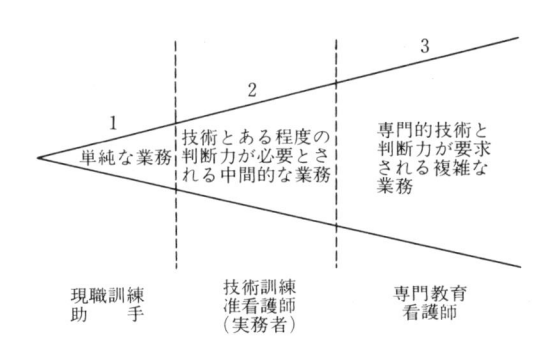

図3.4 モンターグによる看護業務の分類

第1段階の機能は常識に基づく簡単な機能で，いわゆる看護助手の業務であり，現場訓練で十分である。

第2段階の機能は，熟練技術とある程度の判断力を必要とする中間的機能とされ，技術訓練を受けた准看護師が主力となって活躍する領域である。そしてこの段階の業務は，日常の看護業務の大半を占める主要部分といえる。

第3段階の業務は専門的技術と判断が要求される複雑な業務であり，専門教育を受けた看護師の活動領域である。

〔2〕 **看護のスペシャリティとその役割**

これからの看護は専門職であるナースプラクティショナとして活躍することが期待される。これは、ナースクリニシャンといわれ、臨床看護の専門家で、高度の理論的知識に基づき、複雑な状況になる患者の看護の準備、方針を立てたり、評価、指導を行う。ただし、このような制度は、法律によって制度化されないと、資格や身分において保証がなく発展は難しい。今後、国家制度として確立の必要がある。

現在、看護の専門分化として一般的に考えられるのは、ICU の看護、CCU の看護、血液透析看護、小児看護、癌看護、老人看護、地域看護、母性看護があり、成人看護の場合は、内科看護、外科看護、脳神経外科看護、精神看護等の領域がある。各領域で深い専門知識が要求され、高度にして複雑な医療機器が設備され、駆使され、人間の生命維持延長のための努力がなされ、発展開発されると、ややもすれば人間疎外に陥りやすい。ここに看護の重要性が存在する。看護のスペシャリティ（speciality）の役割はここにある。

例えば、CCU 看護のスペシャリティは、患者の致命と直結しているだけに、救急的な場面での適切な判断が要求される。心臓が止まりそうになった患者を四六時中モニタを使って観察し、データを読み、その情報を医師に報告すべきか否かを判断する。また、機器の正常、異常を発見、使い方の知悉は、専門分野である臨床工学技士に連絡し、みだりに安易な知識でこれを取り扱わないように戒むべきである。看護師は法制上のオールマイティであっても、専門領域では実践において無力に等しいことを自覚し謙虚であらねばならない。一般的な常識上の取扱い能力と、困難な専門領域とを知る必要がある。

たんに高度な医療機器の操作ができ、心電図や検査データを読めるのがスペシャリストではなく、挿管されて自分の意志も思うように伝えられない患者、疼痛や高度の不安状態で普通の精神状態でおられない患者に対して、その心を理解し、不安な中でも、患者がすこしでも安全に安楽に過ごせるように患者に目を向けた援助ができる看護師が本当のスペシャリストといえる。

21 世紀の看護師は、医療チームの一員として患者に最も近い存在であり、

ベッドサイドにあるその仕事の特徴からも，"人間の命"対"人間の魂（こころ）"の崇高にして厳粛な役割と使命をもつ職業であり，ますます重要な存在であることを深く認識すべきである。

3.4.3 病気と看護
〔1〕 病気とは何か

病気について，はっきりした的確な定義を見つけるには，辞書を引いたり，医学，社会学，心理学等の文献をよく読むことである。

一般によく使われているものに，病気とは，"身体や精神の不健康な状態"と定義づけられている。ある人は病，疾病，病気は区別したほうがよいという。つまり，病は感覚的なもので，その人の反応や病気に対する他人の反応を意味する。疾病とは，生物学的・生理学的な意味で定義された医学的な実態を意味し，病気は，社会学的な実態を意味していて，社会学的な用語で定義された状態であり，つまり，疾病の過程，病気の状態，病者役割の違いを明らかにした定義である。同じ疾病をもった人が二人いるとしよう。そのうち一人は，じつに無力で（病気）病い（反応）の程度や型も違うということである。

しかし，これらの言葉を，区別して使うことはあり得ないであろう。特に看護においては，区別を知っていても，区別して考えることはできない。

病気の重さは，体の抵抗力と，病気をおこさせる要因の強さによる。また，同じような病気の要因があっても，個人の特異性によるから，一概には重さを判断することは困難である。病気を認識するには，臨床検査によるデータの数値を信じ，直接観察し，看護していく中で，その病気の現れに重点をおく科学的な方法がいちばん確実である。

また，病気は，生態学的な考え方でいけば，遺伝に基づいているといえる。さらに，環境による要因も大きい。ベト君・ドク君らの例は痛ましい現代戦争の犠牲であり，原爆被害による病気は，人類の永遠に忘れることのできない厳しい事実である。環境のもつ，累積的な影響にかかわる病気は遺伝としても存在する。抵抗力，素質，免疫の考え方においては，いっそう広い意味をもって

くる。

　このように，病気の人は生体的な性質から，同じように感染しても，発病や症状，重さ，軽さは，二次的に発生してくるものである。

　ある看護学生の調査であるが，入院患者が以上の病気の定義をどう認識しているかについての結果が出ている。それは，だいたいの患者が"満足していない"ということであった。"いつも具合が悪い"と感じる状態だとか，"疲れて動けない"，"いらいらして不満だらけ"と感じる状態をあげている。

　小指にけがをしたとする。その場合，たいていの人は病気とはいわない。指をけがしても人は無能力にならないからであろう。無能力（社会的に）になったとき，つまり他者と比較したとき，人は自分の病気を自覚できるのである。病気が文化の違いによっても大きな差のあることを考えよう。指を使うことの大切な生活者は，たとえ1本の小指でも大きな病気となるからである。

　老齢から死に近づく人たちも，その過程や状態を病気とはいわないだろうし，妊婦が出産に至る過程は生理的なもので，病気ではないから，入院しても，少々の浮腫や蛋白尿があっても，病気とはいわないだろう。

〔2〕　人間関係と病

　社会の近代化とともに病気も多種多様になった。今まで「病巣」中心が，病気は社会的原因も大きく影響するとあって，「こころ」を無視して病気は語れないとして，身体と精神を統一体としてとらえる研究が盛んとなった。

　心理的な，あるいは社会的な事柄が病気の経過に大きな影響をもっていることは昔からよく知られている。古くはギリシャ時代にプラトンが「こころの面を忘れて，からだが治せるものではない」と，こころとからだの結びつきがいかに重要であるかを述べている。心身医学の発達により，この領域が大きく浮かび上がり，現代医学において重要な位置を占めるに至った。

　高度治療は，病者のベッドサイドに多くの人々が集まりいろいろな治療や処置がなされてゆく。そして，そこには数々の人間関係が作られてゆく。患者は，一体自分はどうなるのだろうか，何をされているのであろうか，それぞれの専門家はよく連絡がとれているのであろうか，大丈夫だろうか，と不安で一

杯であろう。そこでどのような事態にも，患者が安心して，安楽な状態でいられるようにケアするのが，ナースの役割である。おのおのの職種とよく連絡調整して，患者に説明，納得してもらうように働きかけなければならない。関係他職種とのよい人間関係が，患者の対応に最も大切であることを考えよう。

国際看護協会は，看護に求められる倫理としてつぎのように述べている。

「医療は人間を対象にしているのであるから，ヒューマニズムを根底とし，医療に携わる者すべてが「患者中心」の心構えで日常の業務に励まなければならない。特に人間の生命の尊厳が重要視される現代思想の中で，医療に携わる者は社会の信頼を維持するため，道徳的にも法的にも責任をもち，患者を守らなければならない。

① 看護師はケアを提供するのに際し，各個人の価値観，習慣，精神的信念が尊重されるような環境を助成する。
② 看護師は他人の私事に関する情報の秘密を守り，これを他に知らせるにあたっては，正しい判断力を用いる。
③ 看護師は看護業務に関し，そしてまた，継続的学習により，能力を維持することに対し，個人としての責任を有する。
④ 看護師は看護および他の分野での共働者と協力的関係を維持する。
⑤ 看護師は，個人のケアが共働者あるいは他の者によって危険にさらされているときは，彼を安全に保護するために適切な処置をとる。

(以下省略)」

以上のように，看護師に求められる規律は厳しく，看護師の基本的責任は，健康の増進，疾病の予防，健康の回復，苦痛の緩和であるとし，それは，国籍，人種，信条，年齢，性，政治あるいは社会的地位などによって左右されない世界普遍のものであると述べている。臨床工学技士にも共通すると考えられる。

〔3〕 医療，看護の死生観

最近の看護学では，死の臨床が取り上げられ，末期患者の看護として教育が行われている。ホスピスケアともいわれている。我が国では，死という厳粛な事実を恐怖という視点からとらえる傾向が強い。これは，文化の問題でもある

が，特に宗教的視点が大きく関係していると思われる。筆者は，看護師養成期間中に，死を真正面からとらえ，死について語り合う時間をナースと患者がもつことの意義を重視し，あえて，「死の看護」と教科を立て，意識的に教授している。また，カリキュラムに必須教科として位置付けている。

　人間の死に立ち向かう，あるいは死に臨む場での業務ほど尊く厳しい職場はほかにない。生命を守り，はぐくむのが使命である看護は「生きること」と「死ぬこと」を避けては通れない。真正面から立ち向かって，この事実に対応しなければならない。

　人間が不治の病にかかり，自ら死の準備を必要となり，また，それへの援助をする業務に対して一体どのような教育をすればよいのだろうか。ナースは患者に24時間接触する唯一の職業であるから，その任にあたる，また唯一の職業人といえる。この種の教育は今までの看護教育や医学教育では行われていなかった。欧米では宗教が日常生活に自然に入り，死とは神に召されることであり，"安らかに死に導く"ことが医や看護の本道であると教えている。

〔4〕　死の認識と看護

　死を文化で語るときは比較的平静な倫理を立てられるが，死を科学的に語るとき私たちはそこに疑問と矛盾を感じる。

　幼時，多くの人々は，死を恐ろしいと感じたであろう。死ぬということは怖い，何故人間は死ななければならないのか，死ぬときは苦しいのだと，呼吸を止めてみて，嫌だ々々と思ったであろう。こんな苦しい目に合うのなら生まれてこなければよかったとも考えたであろう。

　幼時から少年期，青年期に至って，学ぶこと，働くこと，恋すること，愛することに生きがいを抱くようになり，生きている幸福感を味わい，感謝し，いかに生きるかを考え，人間としての生き方を探る人生を歩むのであるが，この終着駅である「死」をゴールにした人間の生き方は，生存中の有限の中で価値ある生き方（人生）を求める。

　人々が健康であることを願い，そのサポートを医療人は使命とする職業なのである。特にナースは，自己の死生観をもつことが大切である。筆者はトルス

トイの名作「イワンイリッチの死」を，看護学の入門として学生に読んでもらう。この書は，人間の生命とは，人間とは，人間の住む社会を鋭く追求し，人間の欲望，人間の魂，人間の祈り，崇高な死を語り尽くしている。入学して，はじめて手にする書物のうち，第一番目に読み，レポートを提出させるのであるが，毎年の傾向が著しく出るのも面白い。例えば，死のテーマが大きく問われた集団の列車事故や天災，人災，遺伝子工学の発達は生命倫理の問題を投げかけ，高度医療の技術革新は，延命措置や，脳死，臓器移植と発展する。100年前の書物が今の若い学生たちになお新鮮に響き，感動させてくれる。

しかしながら，これら近代医学の発達が別の死の恐怖を招くと鋭く指摘しているのが村上陽一郎である。彼はその著書「死を巡る第二の断章」（岩波書店，1985）の中で，脳死について「生命維持装置は，もはや延命装置ではなく，総合的な死よりも早い時期に，死の判定をおくための『死促進』装置である，というような印象が一般的に広がることを危惧し，医師は人間の死を，できるだけ延ばしてくれるものだと信じることがくずれていくことをおそれている。われわれをできるだけ死から遠ざけ，守ってくれる近代医学がじつは死への行進であり，死への促進ではないだろうか？」という疑問を投げかけている。

私事で申し訳ないが，筆者の母は，今92歳で死の臨床にいる。膵癌であといくらもない命と闘っている。細々と燃えている命の火は，なかなか強く医師たちの驚きであった。治療の領域はもうし尽くした現在，あるのは家族の温かい声といたわりの手以外にはない。それでも母は，1日でよいから，筆者と交代して，東京へ帰りたいという。桜は来年も咲くから，今年は我慢するという。

主治医は優しく語りかけてくれる。「あのね，おとしよりは，列車の一番前の箱に乗っていただきます。赤ちゃんは一番後ろです。おとしよりの次は，大人たちです。順番に乗ります。そして，順番に降りていただきます。下りないと，次から次と，後がつかえていますね。お年よりから順にね。ちゃんと下りられるよう，危なくないようにお手伝いしますよ。安心していて下さいね」。

人は，死をどのように自分の生き方の中に位置づけられるであろうか。死は

予期しないとき，突然訪れることもある。天寿を全うする幸せな人ばかりではない。でも宗教はその死を守る働きがある。日本人は大半が無宗教者である。しかし，大半の日本人は宗教性または宗教心をもっているといっても過言ではない。生まれると宮参り，七五三，入学祈願，就職祈願，結婚式，死すべて宗教と結びついた生活習慣が息づいている。

　ナースは宗教をもちなさい，とはいわないが，信仰心は大切と思う。その対象を特定の宗教に基づくものとしてではなく，それは，自分自身への良心であり，倫理であり，哲学であると筆者は信じている。

〔5〕 人間と死

　人は必ず死す。なのに医学は，人間が永遠に死ななくなることを目指している。人間の寿命は延長したし，我が国が世界一の長寿国となった。科学の進歩は著しく発達し，19世紀では不治の病も，今日ではほとんどの病気は治るようになり，原因が究明されている。でも，このことは人間が死ななくなったのではなく，死から遠ざかったことなのである。延命の措置が可能になり，人間の死が人為的に操作できることなのである。

　人間が死ぬということくらい，世の中で確かなことはない。でもわれわれは，他者の死を見ても，自分は死なないと考えてしまう。死を身近に考えることを避ける。したがって，死を語ったり，死の準備をすることを不吉と考える。

　癌の告知も，我が国ではまだはっきりとされていない。社会の人々が告知されることへの準備ができていればよいが，我が国では程遠いことであろう。アメリカでは，小学生に対してさえも，デスエデュケーションが徹底している。

　白血病の少女は，自分の命の限りあることを十分に理解し，残された幾日かを有意義に送ろうと考え，周囲の者たちもそれに協力する（死の受容）。このことは，社会的責任をもつ人々には，諸問題を処理する時間的余裕を与えるため，死の準備の時間を与えるためなど，メリットはあるだろう。しかし，自分が死ぬだろうと悟ったとき，もう生きる見込みがないと知ったとき，患者の抱く精神的苦痛は，まず死に対する不安，つぎに家族に対する将来への心配，愛する人々と別れる悲しみ，つらい，悲しい，さみしい，怖い，孤独感，このような

絶望状態になる人たちを，どのように，すこしでも軽く，不安を取り除いてあげられるだろうか。筆者は，母の口元に耳を当て，全身で母の口から洩れるささやきのような言葉を受け止める。すると母は，右手で筆者の腕をなでている。それは無意識に，赤ん坊をあやすような仕種(しぐさ)をしている。何を言いたいのか，声に出さなくてもいい，スキンシップこそ，死にゆく人々への最大のプレゼントであると筆者は信じている。"ベッドに一緒に横になれ"と母は行くたびにいう。手で招くのである。ここにおいで，と。病院は，付添廃止で，泊まることは許されない。患者を守るためではあるが，この期に至って感染防止も，制度や，規則や，決まりなどじゃまであろう。看護者や医療人は，人間性を忘れてはならない。医療人の医療人たるところは，その対象である人々の人格を大切にすることに尽きると筆者は確信する。

フランクルという精神医学者は，ナチスのアウシュビッツの捕虜収容所でガス室における大虐殺から生還できた数少ない一人である。その人の著書「夜と霧」（霜山卓爾訳）に，「人々はその苦しみから逃れるために自殺していった。しかし今，われわれが自殺することは，人間としてどういう意味があるのだろうか。今，この自分の人生において，何が期待できるのだろうか。それを考え直してみよう。と話し合った。」と書かれている。

これを読んだとき，われわれがどんな状態，つまり，脳死の状態におかれた場合でも，この状態の中で生きている意義があることを知らなければならないのである。本人は，世話をかけるばかりで早く死にたいと思うかもしれない。他者も，それに同意することがあるかもしれない。しかし，考えてみよう。肉体的に他人の役に立てなくても，周囲の人（家族，医療人など）のことを祈ってくれることはできるであろう。忠告もしてほしい。笑顔も見せてほしい。このような人間をどう護るかということを教えてくれている。そこにベッドに寝ているだけで，患者は教育者であり，宗教人であり，哲学者なのである。

医療者に手を合わせ，ありがとうと目で訴える姿を，母に何度も見た。医師は"私にとってたいへんな勉強をさせていただいています"と謙虚に話される。医療者は苦痛を取ってやるだけでなく，さらに，意識を明瞭に保たせるこ

とが大切である。眠らせてはいけない。いつも目をあけて寸時もこの世の現象を見つめさせてやりたい。

3.4.4 患者への接近
〔1〕 患者にはリズム的に

起床から就寝まで1日24時間はじつに規則正しく過ぎてゆくが，人間の精神的な時間は，人によってさまざまである。悲しいときは非常に長く感じる。また，嬉しいときは瞬く間に過ぎてゆく。病人にとって1日の時間は，じつに長く，つらく，苦しいものであることを忘れてはならない。

すこしでも快く過ごすことができたら，どんなに喜ばれるだろうか。ようやく眠りについたと思うと，隣のベッドでおこされたり，早朝の検温や，長い点滴，処置など，受け身の姿勢ばかりで時間を待っている。いつ終わるか，いつまでこうしているのか，辛抱と忍耐の連続といっても過言ではない。

図3.5は看護師と医師の業務比較を示したものである。患者を中心に，医師は医学的治療を，看護師は看護的治療を行う。この場合，医師的認識，看護師的認識として，業務比較を考えてもよい。医師は診断のために検査をする。そして結果，病名を診断し，医学的治療方針を出す。つまり，診断→治療となり，外科的治療と内科的治療に分けられ，前者は手術の適応となり，後者は薬物による治療となる。そのとき，医学は臓器から細胞，分子，原子と細分化され検査が行われ，研究が続けられる。正確な病気の診断がなされ，的確な医学

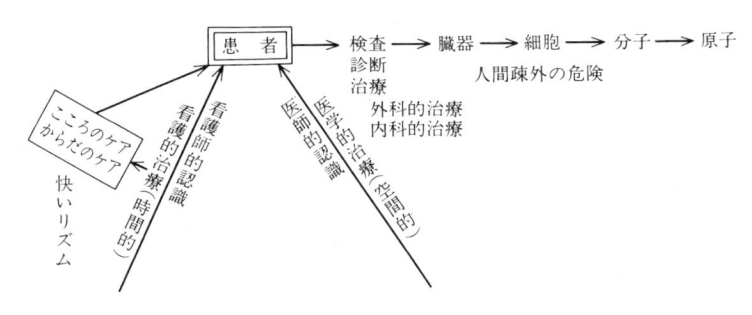

図3.5 看護師と医師の業務比較〔参考文献1）より〕

的治療が始まる。そこには，ややもすると人間患者という個から遠ざかり，人間疎外に陥りやすい危険性を大きくもっている。

　反面，看護においては，より時間的に患者に接近し，ベッドサイドケアによる看護が必要となる。時間的とは空間的に対するもので，いつも密着していることをいう。患者の生活に密着したマネージングすることを看護（援助）という。患者のしてほしいこと，やりたいことをすぐ理解でき，正しい判断により適切な援助行為をしてやれることが看護である。その行為はけっして押しつけや無理であってはいけない。快適でリズム的でなければならない。まるで代弁者，翻訳者のように，自分の代わりをしてくれる人，自分の気持ちをよく理解して，すぐサービスを提供してくれる人，そのような役割はうるさい存在であったり，怖い存在であってはいけない。リズム的とはそういう意味をいうのである。

　例えば
　《朝の目覚めには，ヘンデルの「水上の音楽」・「王宮の花火の音楽」を。
　《すがすがしい朝には，モーツァルトの交響曲35番「ハフナー」を。ショパンの「小犬のワルツ」などはどうだろうか。
　《午後のひとときは，点滴を受けながらベートーヴェンの「田園」を聴くことなどどうだろう。
　《点滴もすみ，夕食もすみ，日勤者が"さよなら，お大切に"と帰った後の「四季」（ヴィヴァルディ）はよいと思う。
　《消灯後，眠りに入るとき，別れの曲（ショパン）やレクイエムを聴きながら眠れたら素適だと思う。

　テレビばかりを見て，それが唯一の慰みであり，レクリエーションとしたら，病室は寂しいコンクリートの入れ物と化すであろう。木の温かみのある優しさを医療人は大切にしたい。それでさえ，冷たい金属と，真白な衣を着けた人ばかりで，どこに心の豊さ，よりどころを求められよう。看護は身体と精神のケアであれば，この「リズム」を大切にして，素晴らしいハーモニーを奏でる看護をしたいものである。

3.4.5 臨床工学技士と看護

図3.6は，医業において診療補助行為として許される職種をあげ，その範囲を示したものである。臨床工学技士の業務は，生命維持管理装置の操作および保守点検である。生命維持管理装置とは，「人の呼吸，循環又は代謝の機能の一部を代替し，又は補助することが目的とされている装置」と定義され，具体的には，人工透析装置，人工心肺装置，人工呼吸装置などがこれにあたる。したがって，直接，患者の身体に触れ，患者の精神的不安の大きな要因的存在ともいえる立場にあるといえる。患者は，何をされるのか，死なないか，大丈夫だろうか，痛くないか，この技術者の能力は大丈夫だろうか，など考えるだろう。この業務は，診療の補助業務であるため，医師の指示のもとに行うものとなっている。ただ，保守点検については，直接，患者に接する場面以外で行わ

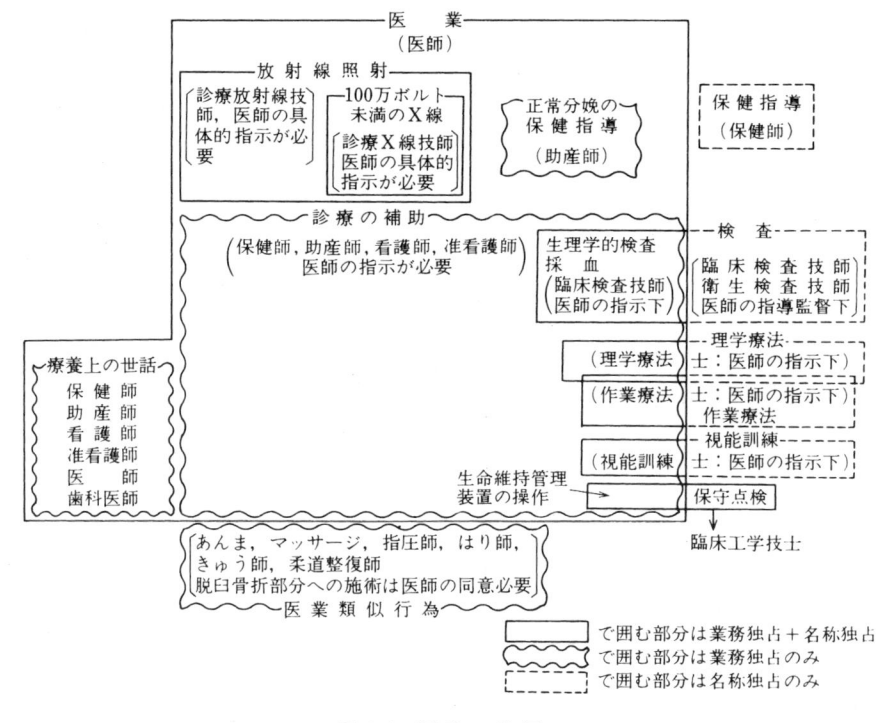

図3.6 医業の範囲

れるところから，診療の補助業務には入らないし，臨床工学技士以外の者には認められない業務である。

看護師は図で示されてあるように，放射線照射以外の診療補助行為はほとんどできる職種である。したがって，臨床工学技士の業務である生命維持管理装置の操作も，法律上は行えるのである。ただし，法制上許されていても，現実として実行できなければ，患者の安全義務からいって安易に行使するものではない。

臨床工学技士は，直接，患者の身体に触れるということの意味を深く考える必要がある。たんに技術者として，身体に生命維持管理装置を装着することは，人の人格に，人の生命の尊厳に触れ，参画させてもらっていることなのである。「医学とは，医療とは，人間に対する愛情である」とウィリアム・オスラーはいう。つまり，この命を助けたい，と思ったことからスタートするのであって，その人がその愛を感じている限り，機械を外すべきでないし，機械につながれた生命が，ひょっとしたら元の健康状態に戻るかもしれない。その可能性の認められる限り，機械はしっかりと身体に装着して命を守るのである。この厳粛な仕事を認識して，生命を守ってほしい。それには，不断の専門領域への努力研究と，それ以上に大切なものは，臨床工学技士の個人々々のもつ死生観である。

次に看護学生の卒業論文を紹介するので参考にして欲しい。
抜粋
腎センターでの場合の臨床工学技士の業務をめぐる看護業務の実際
臨床工学技士の業務のうち，透析に関する業務は看護師の業務との関連で，大きな位置を占めている。

そこで私は，腎センターでの看護師の患者との関わりや臨床工学技士との関わりの中で，透析機器を含めた看護業務の中から看護師としての役割を考えてみたいと思った。（私が夏休みに臨床工学技士とともに学習し，その後腎センターで看護師と行動を共にして学習したことから述べたい。）

朝8時30分になると，看護師や臨床工学技士は腎センターに集まり，各ベッドに

準備されたダイアライザー・血液回路・コッヘルなどを手にとり、プライミング（透析液で回路内，ダイアライザーを満たすこと）の準備をする。ここでは看護師も臨床工学技士も、お互いが時間をうまく使い協力して、一人ひとりが各患者のための透析の準備をしている。

透析機械側の準備に関しても、看護師がそれぞれ行っていてすぐに患者が使用できる状態にまでもっていく。その時に、機械の異常を早期に発見するために看護師も透析機器については熟知し、対策方法も知った上で確認する。以上の業務については、看護師も臨床工学技士も同様に行っていた。

そして9時頃になると患者が入室してくる。まず看護師は患者に挨拶を交わし、それから体重測定をして体重の増減を知る。この体重測定は、患者の生命を左右するもので、本日の除水量（体内に排泄されないで残っている水分を透析で除く水分量）を決めるためのもので、とても大切な仕事である。これは、看護師が主に行うが、臨床工学技士も看護師の手が足りない時に行うこともある。

そして、看護師が患者の血圧や脈拍を測定し、一般状態の観察をして、ドライウエイト（その患者に合わせてそれぞれ決められているもので、透析終了後の目標体重のことである）をもとに、今日の透析での除水量を計算して機械側のセットをする。つまり、患者の状態から機械の条件を看護師が判断してセットするのである。

それから、患者が前回の透析から今日の透析を受けるまでの間のことで、毎日の生活、食事のこと、水分摂取のことなど、患者との会話などから、患者が今どのような状態であるのかを知る。その他、病棟の患者などは外来の患者に比べて自己管理している部分が少ないので、病棟看護師からの話やカルテなどから情報を得て詳しいことを知って、患者に対応している。その患者は、心臓が悪く、貧血もあったので、心電図モニターや酸素吸入などを看護師が準備して使用していた。透析の患者は、高血圧の人が多く、その方も高血圧傾向だったので、降圧剤を使用していた。

しかし、透析日はその薬を使用しないで看護師が除いておく。これは透析を行うと血圧が下降するのに、降圧在を使用するとさらに下降してしまい、生命に危険だからである。そのために、看護師は常に患者の血圧下降兆候を知り、すぐに対応できるようにしている。そして、シャントからの穿刺を行う。穿刺を行うことができるのは医師と看護師で、臨床工学技士は行っていない。法律的には実施してもいいことになっているが、ここの腎センターでは看護師が主になって行い、医師は特に、人工血管（グラフト）の人や動脈表在化しているシャントの人への穿刺を行う。この二つのシャントは、シャントトラブルが起こりやすく穿刺も難しいとの理由からである。また、なぜ、臨床工学技士が穿刺を行わないかというと、穿刺は患者の体の一部に傷を

3.4 看護の概念

つけることになり，危険が伴うものなので，恐ろしいということと，責任がとれないということで行っていないということであった。これは内科部長である多川先生の方針でもあるとのことであった。

穿刺後すぐに機械側にある回路と接続させポンプを回す。そして静脈圧，血液流量，透析液圧，透析液温度を確認する。その後，1時間おきに看護師は患者の一般状態，血圧，脈拍などのバイタルサインチェックをしたり，患者の訴えに耳を傾ける。機械側では，静脈圧，血液流量，透析液圧，透析液温度が適切か，どこか異常な部分はないかなどを観察する。

臨床工学技士も同様に，機械側のチェックを1時間おきに行う。これは患者がより安全に透析が受けられるためのダブルチェックと言われているもので，2人の目で見ることにより安全を保つというものである。

こうして約4時間もの間，看護師は患者の側にいて患者を見守り，また機械の管理も臨床工学技士と同様に行っていることが理解できた。

透析終了で，患者に特に異常を認めなければ機械側のチェックをして操作を行う。これは臨床工学技士も看護師と同様に行える。終了操作としてビニール手袋をはめ，ヘパリン注入ポンプを停止させ，警報器，感知装置の解除を行う。それから動脈側抜針を行い手で強くおさえる。次に，返血をするのに血液回路内およびダイアライザー内の血液は生食で洗浄し，その後，空気を送り患者の体内にできるだけ多くの血液を戻す。そして，静脈側穿刺針を抜去する。その後，看護師はすぐに患者の血圧，脈拍測定し，一般状態の観察をする。その間に臨床工学技士は，使用済の回路やコッヘルなどの後始末をする。

患者は透析が終了してからすぐには帰室することはできなくて，看護師の判断により帰室させる。約30分～1時間は，ベッド上臥床での安静か，起坐位で安静にさせて，起立性低血圧の予防をする。透析中に食事のできなかった患者は，その間に食事をする人もいるのでそのセッティングなども行う。

患者は長い透析時間中，思い思いの時間を過ごしているが，看護師はその時間を利用して患者の生活指導を行う。腎センターの看護師は，腎センターでのチームリーダーとなり患者の側に立って意見を述べている。

透析は，患者の生命，生活を左右するものなので，その管理を行うのは患者自身でなくてはいけない。しかし，それを患者自身がうまく維持していけるように支援するのも看護師の役割である。

以上のような業務の流れを，1．看護師が専門性を発揮して行うもの，2．看護師が臨床工学技士と同レベルで行うもの，3．臨床工学技士が専門性を発揮して行うも

のに分析し，表3.3に整理した．さらに，各職種間の関係と業務内容の区別をしたものが，図3.7である．この図からいえることは，医師の治療方針のもとに看護師が，透析機器の取り扱いを臨床工学技士と協同して実施するが，看護師は看護業務として透析機器の準備・穿刺・その日の透析条件の設定・患者の経過に応じた透析を，看護師の判断のもとに実施しているということがわかった．腎センターの看護師は，医師の治療方針のもとに，医療機器に対しての使用方法や安全対策について熟知し，その患者の状態に合わせて適切な判断を行い，その専門性を発揮してかなり主体的に関わっていることが理解できる．

表3.3 腎センターにおける看護師の判断と実施

看護師が専門性を発揮して行うもの	看護師が臨床工学技士と同レベルで行うもの	臨床工学技士が専門性を発揮して行うもの
○腎臓の解剖，生理腎不全についての病気の理解，血液解析の原理からなぜ行うのか，解析を行うについての副作用，薬の必要性を患者に説明し自己管理できるようにしていく．	○ダイヤライザー，血液回路の取り付け（プライミング）	○透析液供給装置の管理 透析液を作成するにあたり，必要な薬液を準備する．すでに昨日の透析終了後から機械のほうは洗浄してあるので，スイッチのほうを洗浄から透析へ切り換える．
○病棟の患者については患者の状態についての引継ぎを病棟看護師から聞きその日の患者の状態について知る．	○透析液の濃度・温度・透析液流量を確認する．	
○殺菌・消毒物品の準備 透析を開始するための穿刺セット（ピンセット，膿ぼんイソジン綿球，シート）を用意する． ○開始前の患者の観察・記録 体重測定，血圧，脈拍測定，一般状態の観察を行いカルテに記入，その日の患者の様子でいつもと違うことや気付いたことなどは前回来院したときとの比較において記入する． ○透析を十分にするための透析条件として，医師から指示をもらい看護師が調節する． 1．ダイアライザーの種類や性能 2．血流量 ○水分除去量（除水量）の計算 透析時間，血液流量，透析内容の決定 看護師は今日の患者の状態によ	○透析を安全にするための透析条件として 看護師・臨床工学技士は，以下の6つの項目について観察して正確に動いているかどうかをチェックしている（看護師は黒で記入，臨床工学技士は赤で記入） 1．透析液の濃度 2．透析液の温度（適温は38℃） 3．静脈圧のチェック 4．脱血のチェック 5．air感知器のチェック（うまく作動しているかどうか） 6．ヘパリン注入量のチェック ○空気のチェックはプライミング時に起こることが多く空気を誤って回路内に入れてしまうと患者の生命に危険を及ぼすので，血液回	○透析液供給装置の洗浄 中央のセントラル配管によるもので管理されている． ○静脈圧フィルターの定期交換（約1ヵ月を目安にしている）

3.4 看護の概念

看護師が専門性を発揮して行うもの	看護師が臨床工学技士と同レベルで行うもの	臨床工学技士が専門性を発揮して行うもの
り（というのは前回からの体重増加分に見合った除水をしなくてはいけないので）決められた体重（ドライウエイト）に戻すために除水量を決めて透析時間や血液流量，透析方法が決まる。予定除水量の計画（計算は看護婦が立案する） ※ドライウエイトについては医師が決定する。	路，ダイアライザー内の空気の有無を常に確認する。 ○朝の引き継ぎを行う（看護師と臨床工学技士も一緒に）	
○穿刺 　穿刺部分の消毒（イソジン綿球で行う）	○穿刺針と血液回路のチューブ先端の固定	
○血液循環操作 　回路の途中に空気がないことを確かめて止血鉗子をはずし，血液ポンプをゆっくりまわしながら血液を循環させる。	○静脈圧の安全範囲の設定 　静脈圧値の安全範囲は静脈圧の約±50 mm Hgの範囲にする。 　安全範囲をはずれた時には，警報が鳴り看護師は安全のために，血液ポンプの確認をしてどこに原因があるかを調べて，患者の状態と合わせながら見ていく。 　大体，患者の腕が折れ曲がっていたり，チューブが曲がっている時に静脈圧が上昇する。	
○ヘパリンの時間的持続注入の設定 　血液を固まらせないためにヘパリンを毎時間一定量注入しているのを，看護師は確認する。そして定時注入する量については，患者によりまちまちなので，検査データなどで血液が固まりやすくなっている人は看護師の判断により，多くいれるようにする。		
○FLASH（ヘパリン生食の注入） 　透析中に透析の効率がよくない時（決められた時間中に除水できていない時）は途中で看護師が経過にそって判断し，FLASHする。これは血液の循環をよくするもので，時々行う。		
○透析開始後，患者の一般状態の観察・記録	○透析開始後の観察・記録 　透析開始後は，透析を安全・安楽に十分行うために以下のことを観察する。 　1．開始時間 　2．血流量 　3．静脈圧（限外濾過圧） 　4．ヘパリン量 　5．除水量	○透析機器（血液浄化装置），回路の保守点検と記録
○透析中に行われる検査・注射・処置の実施 　・検査については，採血が多く，医師の指示のもとで行われている。 　・注射や処置については，看護師が患者の状態に合わせて判		

看護師が専門性を発揮して行うもの	看護師が臨床工学技士と同レベルで行うもの	臨床工学技士が専門性を発揮して行うもの
断し，医師に報告し，看護師が実現するものがある。		
○透析終了後の観察・記録 　血圧・脈拍・体重測定・一般状態の観察	○透析終了の準備 　除水量（限外濾過圧），静脈圧の上・下限の解除	
○昼食時，起座位になるため静脈圧の上・下限設定を解除し血液流量を下げる。		○透析供給装置の洗浄 　明日の透析開始時刻を出して，夜間の洗浄を行うようにする。
○患者を帰室・退室させる。 　終了後，起立性低血圧の予防をして，危険のないように帰す。	○血液の回収（回路内の血液を体内にもどす） ○止血	
○食生活の管理 　病院にいらしてない時の食事や水分のコントロールについて指導していく（水分制限の工夫や調理方法）		
○栄養指導室との相談		
○社会資源の活用（福祉の利用） 　社会にいながらも透析が受けられるような配慮を，その人に合った方法で考える。		
○医療相談室 　厚生医療や保険の使用についての適応。		
○社会復帰の自立への精神的援助		

　以上，この論文は筆者の勤務する看護学校の学生Kさんが，卒業論文テーマ『臨床工学技士の業務をめぐる看護業務』として400字50枚に資料添付をした大論文である。

　看護職者は，これからの医療が求めるチーム医療での役割をよく考え，特に臨床工学領域の知識や技術を学習し，日々進歩する医療技術におくれをとらないよう，患者の安全と回復への援助サービスを心がけることが大切である。それには，臨床工学技士との勉強会，研究会を重ね，相互理解のうえよりよき協力者として発展するよう努力することである。

3.4 看護の概念

```
─〈医師〉透析療法を受ける患者の治療方針の決定──
 1. 診　察
 2. 穿刺と抜去
 3. 薬の指導（内服している薬や透析中に使用するもの）
 4. 治療食の指示について（ナースとコンタクトをとりながら）
```

```
─〈看護師〉診療の補助行為として──
 1. 透析機器の準備（プライミング）

 2. シャント部への穿刺・抜去

 3. 薬の準備・実施

 4. 検査（特に採血の実施や採血量の決定）

 5. 透析導入時のスケジュールの立案
    （患者のレベルに合わせて医師と相談しながらナ
    　ースが決める）

 6. 透析条件の決定について
    （透析時間・血液流量・ドライウエイトなど，医
    　師の指示範囲内でその日の設定をする）
    安定期ではナースの判断
    導入朝では医師との相談

 7. 静脈圧の安全範囲の設定

 8. ヘパリンの時間的持続注入の設定と，生食での
    FLASH

 9. 治療食の変更

10. 経過に応じた操作の調節と確認

    （機器）
    血液流量・透析液流量・静脈圧・透析液圧・透析
    　液濃度・温度・ヘパリン注入量

    （患者）
    血圧・脈拍測定
    一般状態の観察（顔色・チアノーゼ・四肢冷感・
    　表情・嘔気・頭痛など）
    透析中の合併症出現
    透析中の異常・事故（透析液，透析機器の異常・
    　災害時など）
```

```
─〈臨床工学技士〉透析機器の操作と──
　　　　　　　　保守点検・管理
 1. 装療の準備と操作

 2. 機器の点検・整備
    ・透析液供給装置の洗浄
    ・静脈圧フィルター定期交換
    ・透析機器の保守点検

 3. 経過に応じた操作の調節と確認
    （機器）
    ・血液流量
    ・透析液流量
    ・透析液圧
    ・静脈圧

 4. シャント部からの抜去
```

図 3.7　腎センターにおける各職種間の関係と業務内容

参考文献

1) 山田里津：看護原論，二葉看護学院
2) 山田里津：看護の道しるべ，中央法規出版
3) 山田里津：教務必携，メヂカルフレンド社
4) 国際看護総覧，メヂカルフレンド社
5) ブラウン，E.L.（小林訳）：これからの看護，日本看護協会出版会
6) アブデラ，E.G.：看護の研究と領域，現代社
7) 霜山德爾：人間へのまなざし，中央公論社
8) 神沢惣一郎：幸福論の基礎，ライブ刊
9) 中川米造：病いの視座，メディカ出版

演習問題

【1】 看護の教育的機能と，人間にとっての教育のもつ意義との共通する部分，異なる部分をまとめてみよ。

【2】 看護の対象としての人間は，成長・発達の途上にあることをよく理解し，ダイナミックに動いている存在であることを具体的に考えてみよ。

【3】 社会の中で患者はどのように生活しているか，ものの考え方や病気の受止め方はどうかを考えてみよ。

【4】 患者の療養生活を支えている家族（介護者）の役割や，家族への指導の重要性をよく理解しておこう。

【5】 患者のこころの動きや，それを規定している背景を知るために，患者心理に関する文献や，関連の文献をできるだけ読んでみよう。

【6】 コミュニケーションの目的や，その成立について，私たちの毎日の生活の中での具体的なありようを反省し，考えてみよ。

【7】 患者の生活管理，特に衣食住の基本的な問題点はなにかを考えてみよ。

【8】 看護業務をスムーズに行うためには人間関係の調整が大切である。患者と看護師，患者と患者，患者と家族，患者と医師のそれぞれ良好な人間関係を保つためにはどうすればよいか，話し合ってみよ。

【9】 看護という職業のもつ社会的意義の大きさ，専門技術性，独自性，広範性を

十分に理解しておこう。

【10】 看護の場は，対象の違い，対象の健康の段階に応じて各種の施設がある。それらの各施設の活動目的と機能を，法律上の規定と関連づけて把握せよ。

【11】 看護職員にはどのような職種があり，それぞれはどのような施設（看護の場）において，その専門機能を発揮しているか，また，各職員はどのような連携のもとに業務を行っているかを整理してみよ。

【12】 話すことは，どんなに大切な意味をもつことかを十分に考えて，相手の言葉，行動，態度の内面的な欲求を洞察できる技術を身に付けよ。

4 関係法規

　本章では，医療関係法規のうち，医療供給体制に関する法規を主として扱う。医療供給体制は，医療関係者（医療従事者）と医療施設に大別される。4.1節においては，医師をはじめとする医療関係者全般の資格と法について述べる。4.2節と4.3節においては，医療関係者のうち，特に臨床工学技士の資格と法について説明する。4.4節においては，医療に関する基本的事項および医療施設について定める医療法について説明する。最後に4.5節において，これ以外の薬事法等について若干触れる。なお参考資料として，臨床工学技士法，同法施行令および臨床工学技士業務指針を章末に掲げる。

4.1　医療関係者の法

4.1.1　医療関係者の資格と免許

〔1〕　チーム医療と資格

　現代の医療は，医師，歯科医師のみでなく多くの医療関係者によるチーム医療により行われていることが特徴である。その理由は，医学・医術の進歩，医療施設の組織化，医療の包括化と国民のニーズの多様化などである。医師はこのようなチームにおいて中心的な位置を占め，その調整の役割を果たしている。

　さまざまの医療関係者のうち多くの職種は，法律による資格として制度化されている。制度化された資格には，医師，歯科医師，薬剤師，栄養士，看護師

等がある。このような法的資格を取得しようとする者は，一般的に厚生労働大臣または都道府県知事の免許を受けなければならないこととなっている。厚生労働大臣の免許は，厚生労働省の医事課等が所管している。都道府県では，衛生主管部局（保健福祉部等）および保健所のラインが取り扱っている。

〔2〕 免　　許

免許という用語は，講学上（学問上）の免許の意味に用いられる場合と，特許の意味に用いられる場合がある。医療関係資格について免許という用語が用いられる場合は，許可の意味，すなわち「国民が生まれながらに自由であるべき行為が，法令等により一般的に禁止されている場合，行政庁（厚生労働大臣，都道府県知事）が特定の者にこれを解除する行為」を意味する。このような意味の許可の例には，風俗営業や公衆浴場の許可等がある。

免許は，一般的にだれが免許を与える主体となるかによって国家免許と都道府県知事免許等に分類される。医療関係者の免許は，臨床工学技士をはじめ多くは厚生労働大臣免許（国家免許）である（表4.1）。

表4.1 医療関係者の免許

免許付与者	資格
厚生労働大臣	医師，歯科医師，薬剤師，保健師，助産師，看護師，診療放射線技師，臨床検査技師，理学療法士，作業療法士，視能訓練士，言語聴覚士，救急救命士，臨床工学技士，義肢装具士，精神保健福祉士，歯科技工士，歯科衛生士，管理栄養士
都道府県知事	准看護師，栄養士

〔3〕 **資格制度の意義**

国が法令で要件を定めている国家資格は，医療関係者に限らず多数存在する。これらの国家資格制度は，その意義，目的からみて，

　業 務 独 占 資 格——有資格者以外はその業務に従事させるべきではない

　必　置　資　格——事業活動を有資格者の管理監督のもとに行わせることが必要

　名称独占等の資格——有資格者に対し一定の称号を与えたり，またはたんにその旨を公証することが必要

といったカテゴリーに分類される。

医療関係者の各国家資格も，それぞれこのような意義のいずれかを有しているが，この点については後に述べる。

4.1.2 各種の医療関係資格と業務
〔1〕 **医師と歯科技師**

医師は医業全般を，歯科医師は歯科医業全般を行うことを業としている。医業とは，医行為を業とすることと解されている（4.1.5項参照）。医師（歯科医師）は，養成において最長の学歴が必要とされる反面，業務上の医療行為（歯科医療行為）についての制限が最も少なく，チーム医療におけるリーダーの役割を果たしている。

医師または歯科医師の任務については，医師法，歯科医師法に一般的規定があり，「医師又は歯科医師は，医療又は歯科医療および保健指導を掌ることによって公衆衛生の向上および増進に寄与し，もって国民の健康な生活を確保するものとする」こととなっている（医師法第1条，歯科医師法第1条）。

〔2〕 **狭義の医療関係職種（コメディカル職種）**

看護師および准看護師は，「傷病者・じょく婦に対する療養上の世話又は診療の補助を行うこと」を業とする（保健師助産師看護師法第5条，第6条）。保健師は「保健指導に従事すること」を業としており（同法第2条），助産師は「助産又は妊婦・じょく婦・新生児の保健指導を行うこと」を業としている（同法第3条）が，保健師も助産師も，前記の看護師の業務を行うことができる（同法第31条第2項）。

診療放射線技師は，「放射線を人体に照射（撮影を含む）すること」を業とする。ただし，放射線とは法律に列挙された電磁波または粒子線，すなわちα線，β線，γ線，100万電子ボルト以上のエネルギーを有する電子線，X線，陽子線，重イオン線，中性子線であり，また照射については，照射機器または放射性同位元素（化合物，含有物を含む）を人体内にそう入して行うものは除かれる（診療放射線技師法第2条）。他方，診療放射線技師は，磁気共鳴画像診断装置等の「画像診断装置を用いた検査」（4.1.5〔5〕参照）を業とする

ことができる（同法第24条の2）．

　臨床検査技師は，「微生物学的検査，血清学的検査，血液学的検査，病理学的検査，寄生虫学的検査，生化学的検査及び政令で定める生理学的検査を行うこと」を業としている（臨床検査技師等に関する法律第2条）．すなわち，臨床検査技師は検体検査に加えて省令で定める生理学的検査を業務としている．省令とは，法律の内容を具体化するために省庁が制定する定めであって，この場合省令で定められた生理学的検査は，心電図検査等4.1.5〔4〕に後述する16項目である（同法施行令第1条）．

　理学療法士は，「身体に障害のある者に対し，主としてその基本的動作能力の回復を図るため，治療体操その他の運動を行わせ，及び電気刺激，マッサージ，温熱その他の物理的手段を加えること（理学療法）を行う」ことを業とし，作業療法士は，「身体又は精神に障害のある者に対し，主としてその応用的動作能力又は社会的適応能力の回復を図るため，手芸，工作その他の作業を行わせること（作業療法）を行う」ことを業としている（理学療法士及び作業療法士法第2条）．

　視能訓練士は，「両眼視機能に障害のある者に対するその両眼視機能の回復のための矯正訓練及びこれに必要な検査を行う」ことおよび「眼科に関する検査を行う」ことを業とする（視能訓練士法第2条，第17条）．

　言語聴覚士は「音声機能，言語機能または聴覚に障害のある者についてその機能の維持向上を図るため，言語訓練その他の訓練，これに必要な検査および助言，指導その他の援助を行う」ことを業とする（言語聴覚士法第2条）．

　義肢装具士は，「義肢・装具の装着部位への採型・製作・身体への適合を行う」ことを業とする．ただし，義肢とは，上・下肢の全部または一部に欠損のある者に装着して，その欠損を補てんし，またはその欠損により失われた機能を代替するための器具器械をいい，装具とは，上・下肢，体幹の機能に障害のある者に装着して，機能回復・機能低下抑制・機能補完をするための器具器械をいう（義肢装具士法第2条）．

　救急救命士は，「救急救命処置」を行うことを業とする．ただし，「救急救命

処置」とは，症状が著しく悪化するおそれがあり，またはその生命が危険な状態にある傷病者が病院・診療所に搬送されるまでの間に当該重度傷病者に対して行われる気道の確保，心拍の回復その他の処置であって，症状の著しい悪化の防止または生命の危険の回避のために緊急に必要なものをいう（救急救命士法第2条）。

精神保健福祉士法は，精神障害の医療を受けまたは社会復帰施設を利用している者の「社会復帰に関する相談に応じ，助言，指導，日常生活への適応のために必要な訓練その他の援助を行う」ことを業とする（精神保健福祉士法第2条）。

臨床工学技士は，「生命維持管理装置の操作及び保守点検を行う」ことを業とする。ただし，生命維持管理装置とは，人の呼吸，循環または代謝の機能の一部を代替し，または補助することが目的とされている装置をいう（臨床工学技士法第2条）。

つぎに歯科医業に関連するコメディカル職種であるが，歯科衛生士は，「歯牙及び口腔の疾患の予防処置を行うこと，歯科診療の補助をなすこと，歯科保健指導をなす」ことを業とする。ただし，歯牙及び口腔の疾患の予防処置としては，歯牙露出面及び正常な歯ぐきの遊離縁下の付着物及び沈着物を機械的操作によって除去すること，歯牙及び口腔に対して薬物を塗布することを行う（歯科衛生士法第2条）。歯科技工士は，「特定人に対する歯科医療の用に供する補てつ物，充てん物又は矯正装置を作成し，修理し，又は加工すること（歯科技工）」を業とする（歯科技工士法第2条）。

〔3〕 その他の保健医療関係職種

薬剤師は，「販売又は授与の目的で調剤」する。薬剤師の任務については，「薬剤師は調剤，医薬品の供給その他薬事衛生をつかさどることによって，公衆衛生の向上及び増進に寄与し，もって国民の健康な生活を確保するものとする」と規定されている（薬剤師法第1条）。

なお，一般医薬品の販売については，リスクが高い第1類医薬品は薬剤師が対応するが，それ以外の第2類，第3類医薬品は，薬剤師または都道府県知事の実施する試験に合格した登録販売者が対応する（薬事法第35条の5）。

栄養士は,「栄養の指導に従事する」ことを業とする。管理栄養士は,「傷病者に対する療養のために必要な栄養的指導」等を行うことを業とする（栄養士法第1条）。

〔4〕 医師の指示等

医師はチーム医療を調整,管理する役割を担っており,各医療関係資格の業務に関して,医師（歯科医師）の指示,指導,監督等についての法律上の規定が置かれている。

診療放射線技師,臨床検査技師,理学療法士,作業療法士,視能訓練士,義肢装具士,救急救命士,臨床工学技士については,資格の定義において,「医師の指示の下に,……を行うことを業とする」というような規定がなされている（各法第2条）。ただし,診療放射線技師および臨床検査技師については,医師又は歯科医師の指示となっている。歯科衛生士については,「歯科医師（歯科医業をなすことのできる医師を含む）の直接の指導の下に,……を行うことを業とする」との規定がなされている（歯科衛生士法第2条）。

保健師,助産師,看護師,准看護師については,「主治の医師又は歯科医師の指示があった場合の外,診療機械を使用し,医薬品を授与し,又は医薬品について指示をなしその他医師若しくは歯科医師が行うのでなければ衛生上危害を生ずる虞のある行為をしてはならない。但し,臨時応急の手当をなし,又は助産師がへそのおを切り,かん腸を施し,その他助産師の業務に当然附随する行為をする場合は,この限りではない」と規定されている（保健師助産師看護師法第37条）。

他方,保健師及び歯科衛生士については,「指導を行うに当って主治の医師又は歯科医師があるときは,その指示を受けなければならない」および「その業務に関して就業地を管轄する保健所の長の指示を受けたときは,これに従わなければならない」と規定されている（同法第35条,第36条等）。

また,言語聴覚士,精神保健福祉士についても,主治の医師（歯科医師）があるときは,「その指導を受けなければならない」と規定されている（言語聴覚士法第43条,精神保健福祉士法第41条）。

薬剤師については，「医師，歯科医師又は獣医師の処方せんによらなければ，販売又は授与の目的で調剤してはならない」と規定されている（薬剤師法第23条第1項）。管理栄養士については，「傷病者に対する療養のため必要な指導を行うに当たっては，主治の医師の指導を受けなければならない」とされている（栄養士法第5条の5）。

以上のほかに，資格によっては，医師（歯科医師）の具体的な指示を受けなければ特定の行為を行ってはならないと規定されている場合がある。具体的には，診療放射線技師についての放射線の人体に対する照射（診療放射線技師法第26条），臨床検査技師についての採血（臨床検査技師，臨床検査技師業に関する法律第20条の2），視能訓練士についての厚生労働省令で定める矯正訓練（抑制除去訓練法，異常対応矯正法，眩惑刺激法，残像法）又は検査（散瞳薬の使用，眼底写真撮影，網膜電図検査，眼球電図検査，眼振電図検査，視角誘発脳波検査）（視能訓練士法第18条，同法施行規則第15条），義肢装具士についての厚生労働省令で定める義肢・装具の装着部位への採型・身体への適合（手術直後の患部の採型及び当該患部への適合，ギプスで固定されている患部の採型及び当該患部への適合）（義肢装具士法第38条，同法施行規則第32条），救急救命士についての厚生労働省令で定める救急救命処置（乳酸リンゲル液を用いた静脈路確保のための輸液，食道閉鎖式エアウェイ，ラリンゲアルマスクおよび気管内チューブによる気道確保，エピネフリンの投与）（救急救命士法第44条，同法施行規則第21条等），臨床工学技士についての厚生労働省令で定める生命維持管理装置の操作（4.2.3〔3〕参照）（臨床工学技士法第38条，同法施行規則第32条）がある。

他方，診療放射線技師，視能訓練士，言語聴覚士，義肢装具士，救急救命士，臨床工学技士等については，業務を行うにあたっては「医師その他の医療関係者との緊密な連携を図り，適正な医療の確保に努めなければならない」旨の規定が設けられている。

〔5〕 **守秘義務**

医療関係職種は一般に，「正当な理由がなく，業務上知り得た人の秘密を漏

らしてはならない」といった秘密を守る義務が課せられている。

4.1.3 養成と資格取得
〔1〕 試　　験

医療関係職種の国家資格のうち多くのものは，免許取得の要件として，厚生労働大臣または都道府県による試験が課せられている。

厚生労働大臣試験——医師，歯科医師，看護師，保健師，助産師，診療放射線技師，臨床検査技師，理学療法士，作業療法士，視能訓練士，言語聴覚士，歯科衛生士，義肢装具士，救急救命士，精神保健福祉士，臨床工学技士，薬剤師，管理栄養士

都道府県試験——准看護師，歯科技工士（厚生労働大臣の委任による）

試　験　な　し——栄養士

厚生労働大臣の行う試験のうち，言語聴覚士，義肢装具士，救急救命士，臨床工学技士，精神保健福祉士と歯科衛生士の試験事務は，厚生労働大臣の指定する指定試験機関に委託することができる。

〔2〕 養成（試験受験資格）

医療関係者の国家資格について，試験受験資格を取得し，または免許を得るためには，一般に文部科学大臣，厚生労働大臣または都道府県知事の指定した学校，養成所で，必要な知識・技能を修めなければならない。医療関係者の資格のうち，医師と歯科医師は，チーム医療のリーダーとしての役割を担うことから，国家試験受験資格も，医療関係者としては最長の6年制大学卒業を要求している。なお，診療に従事しようとする医師・歯科医師は免許取得後臨床研修（医師2年，歯科医師1年）を受けなければならない。薬剤師も，6年生大学卒業を受験資格要件としている。精神保健福祉士は，4年生大学卒業またはこれに代わるさまざまのコースを受験資格要件としている。

看護師，診療放射線技師，臨床検査技師，理学療法士，作業療法士，視能訓練士，言語聴覚士，義肢装具士，臨床工学技士は，いずれも，高等学校卒業

後，文部科学大臣が指定した学校または厚生労働大臣が指定した養成施設における3年以上の知識・技能の修得を，標準的な受験資格取得のための要件としている。このうち多くのものについては，3年コース以外に，他の資格取得者または他の学校等における一定科目履修者のための短縮コースが設けられている。また，最近は大学においても受験資格を取得できる課程が増加している。

准看護師，救急救命士，歯科衛生士，歯科技工士，栄養士の修学年限は2年以上である。保健師，助産師については，半年以上の修学年限で受験資格を修得できるが資格取得のためには，看護士国家試験にも合格しなければならない。管理栄養士国家試験受験資格は，栄養士のうち一定の要件を満たす者等が取得できる。

〔3〕 免　許

すでに4.1.1〔2〕で述べたように，医療関係者の免許は准看護師，栄養士は都道府県知事免許であり，それ以外の多くは厚生労働大臣免許である。

免許は，一般に厚生労働省または都道府県に備えられた名簿（資格によっては，医籍，看護師籍などという）に登録することにより行われる。また，一定の欠格事由に該当する場合は，国家試験に合格しても免許を与えないことがあり，また免許取得後，免許を取り消されたり業務停止の処分を受けることがある。欠格事由の内容は，職種により異なる。

4.1.4　名　称　独　占

すでに述べたように，医療関係職種に関する国家資格は，厚生労働大臣または都道府県知事が免許を与えることによって取得される。そして，医療関係職種の資格を有する者に対して，法は名称またはその業務を独占させている。

名称独占とは，当該資格を有しない者が，資格の名称またはこれに紛らわしい名称を使用することを禁止することをいう。例えば，医師については，医師でなければ，医師またはこれに紛らわしい名称を用いてはならないと規定されている。名称独占の意義は，医師関係者にその誇りと責任を自覚させ，また無資格者が名称を使用することにより生ずる弊害（社会的信用を悪用することに

より生ずる事故や犯罪等）を防止することにある。

紛らわしい名称としては，例えば医師では，医士，鍼灸医，はり医，接骨医，療術医等が考えられる。なお理学療法士については紛らわしい名称の例として機能療法士が，作業療法士については紛らわしい名称の例として職能療法士が法律に示されている（理学療法士及び作業療法士法第17条）。

4.1.5 業務独占
〔1〕 概　念

業務独占とは，特定の者のみにある領域の業務を行うことが許されることをいう。例えば，「医師でなければ，医業をなしてはならない」（医師法第17条）と規定され，それに違反すれば処罰されることとなっている（医師法第31条）。

前記の規定により，医師は医業を独占的に行うことができるようになる。このような業務独占は，これが侵害された場合，例えば無免許で医業を行う者に対して，医師が裁判所にその差止めを求めることはできない。すでに述べたように，医療従事者の免許は，本来自由であるべき行為について，禁止を解除して自由に回復させるにすぎないものであり，特定の個人に新たに権利を与えてこれを保護することを目的とするものではないからである（反射的利益という。）。

医療関係者の業務独占は，憲法第22条が基本的人権の一つとして保障する職業選択権の自由を侵すのではないかとの主張がある。しかし判例等は，資格を有する医療関係者の業務独占は国民の保健衛生上の危害を防止するという公共の福祉のために必要であるとして，その合憲性を認めている。

医療関係職種のうち，業務独占を有する資格として，医師，歯科医師，薬剤師，助産師，看護師，准看護師，診療放射線技師，歯科衛生士，歯科技工士があり，業務の一部について後に述べるような業務独占部分を有する資格として，臨床検査技師，理学療法士，作業療法士，視能訓練士，言語聴覚士，臨床工学技士，義肢装具士，救急救命士があり，業務独占分野を有しない資格とし

て，保健師，精神保健福祉士，管理栄養士，栄養士がある（ただし，保健師は看護師の業務を行うことができる）(**表4.2**)。

表4.2 医療関係職種の名称独占，業務独占，業務禁止規定の有無

医療関係職種	名称独占	業務独占	医療関係職種	名称独占	業務独占
医　　　　師	○	○	視能訓練士	○	△
歯 科 医 師	○	○	言語聴覚士	○	△
薬　剤　師	○	○	救急救命士	○	△
保　健　師	○	△	臨床工学技士	○	△
助　産　師	○	○	義肢装具士	○	△
看　護　師	○	○	精神保健福祉士	○	
准 看 護 師	○	○	歯科衛生士	○	○
診療放射線技師	○	○	歯科技工士	○	○
臨床検査技師	○	△	管理栄養士	○	
理学療法士	○	△	栄　養　士	○	
作業療法士	○	△			

△　一部に業務禁止規定

〔2〕 医師と医業

〔1〕で述べたように，「医師でなければ，医業をなしてはならない（医師法第17条)」と規定され，医業については医師の業務独占とされている。「医業」とは，一般的に「医行為」を「業」とすることと解されている。

「業」とは，反覆継続の意志をもって，公衆又は特定多数人に対して行為を行うこととされている。利潤を得ることを目的とすると否とを問わない（大正5年大審院判決)。応急時に自動体外式除細動器（AED）を使用することは「業」にはあたらない（平成16.7.1医政局長通知）

他方，「医行為」の概念については，医学，医術の進歩によっても変化するものであり，医師法上定義がなされていない。現在の通説では，「医行為」とは「医師の医学的判断をもってするのでなければ，人体に危害を及ぼすおそれのある行為」であるとされている（昭39.6.13厚生省医事課長通知)。この場合，危害発生のおそれとは，抽象的，一般的な危害発生のおそれがあれば足りる（昭42.3.16東京高裁判決)。また，医行為の要素として，疾病の診療を目

4.1 医療関係者の法

的とすることを必ずしも要しない（昭41.9.26厚生省医事課長通知）。

医師でない者が医業をなした時は，医師法第17条違反として3年以下の懲役又は100万円以下の罰金に，さらに医師又は類似名称を用いて医業をなした時は，3年以下の懲役又は200万円以下の罰金に処せられる（医師法第31条）。

具体的に医師でない者が行ったときに医師法違反となり得る医行為の例としては，

診察　問診，診察，診断（昭62.12.12医事課長通知等）
　　　　検眼器による検眼（昭29.11.4医務局長回答）
治療　処方せん発行（昭24.2医務局長通知）
　　　　耳に穴をあけイヤリング装着（昭47.9.13医事課長通知）
　　　　人工毛植毛（昭62.12.12医事課長通知）
　　　　レーザーによる脱毛（平13.11.8医事課長通知）

等がある。

なお，医療関係者の資格以外に，医業類似行為と呼ばれるものについての資格があり（はり師，きゅう師，柔道整復師等），一定の行為を行うことができるが，医業類似行為者も，一般的には医業を行うことができない。例えば，

瀉血療法（昭45.7.9医務局長通知等）
瘀血療法（昭63.9.1医事課長通知等）
薬品名，服用方法について説明（昭56.7.8医事課長通知）

等は，これらの者のなし得ない行為である。

〔3〕　看護師，准看護師，保健師，助産師

看護師，准看護師の業務は，「傷病者・じょく婦に対する療養上の世話，診療の補助」であるが，医師，歯科医師，看護師，准看護師，保健師，助産師でなければ，原則としてこのような業務を行ってはならない（保健師助産師看護師法第31条，第32条）。その例外については，つぎの〔4〕および〔6〕で述べる。

助産師の業務は，「助産，妊婦・じょく婦・新生児の保健指導」であるが，

医師，助産師でなければ，このような業務を行ってはならない（保健師助産師看護師法第30条）。

以上の規定に違反した者は，2年以下の懲役又は50万円以下の罰金に処せられる（保健師助産師看護師法第43条第1項）。なお保健師の業務である「保健指導」については，業務独占とされていない。

〔4〕 臨床検査技師，理学療法士，作業療法士，視能訓練士，言語聴覚士，義肢装具士，救急救命士，臨床工学技士

前に述べたように，医師，歯科医師，看護師，准看護師，保健師，助産師でなければ，業として，傷病者・じょく婦に対する「診療の補助」等を行うことができない。しかし，標記の医療関係資格及び次項〔5〕の診療放射線技師においては，例外的に，「診療の補助」の一部を医師の指示，指導のもとに業として行うことが許されている。

臨床検査技師は，保健師助産師看護師法の規定にかかわらず，「診療の補助」として，

a 採血

b 省令で定める生理学的検査〔心電図検査（体表誘導によるものに限る），心音図検査，脳波検査（頭皮誘導によるものに限る），筋電図検査（針電極による場合の穿刺を除く），基礎代謝検査，呼吸機能検査（マウスピース及びノーズクリップ以外の装着器具によるものを除く），脈波検査，熱画像検査，眼振電図検査（冷水，温水，電気，圧迫による刺激を加えて行うものは除く），重心動揺計検査，超音波検査，磁気共鳴画像検査，眼底写真検査（散瞳薬を投与して行うものを除く），毛細血管抵抗検査，経皮的血液ガス分圧検査，聴力検査（一定のものを除く）〕

を行うことを業とすることができる（臨床検査技師，衛生検査技師等に関する法律第20条の2）。すなわち，aとbは医業としては医師，看護師，准看護師，保健師，助産師および臨床検査技師のみに許される業務独占領域である。これ以外の者が行った場合には，前記のように，保健師助産師看護師法によって罰せられる。なお臨床検査技師の業務のうち，いわゆる検体検査（微生物学

的検査，血清学的検査，血液学的検査，病理学的検査，寄生虫学的検査，生化学的検査）については，ただ検体を扱うのみで患者への問診，診断等を伴わない場合には，業務独占行為ではないとされている．

理学療法士の行う理学療法（又は作業療法士の行う作業療法）についても，その業務の一部は，医師の医学的判断がなければ人体に危害を及ぼす行為（「診療の補助」）と考えられ，医師，看護師，准看護師，保健師，助産師，理学療法士（又は作業療法士）のみが行い得る業務独占行為である（理学療法士及び作業療法士法第15条）．

視能訓練士の業務である「両眼視機能の回復のための矯正訓練及びこれに必要な検査」および「眼科検査」も「診療の補助」行為であり，業務独占行為であって，無資格者が行うことはできない（視能訓練士法第17条）．

言語聴覚士の業務である嚥下訓練，人工内耳の調整，機器を用いる聴力検査，聴性脳幹反応検査，音声機能・言語機能にかかる検査・訓練（他動運動・抵抗運動を伴うもの，薬剤・器具を使用するものに限る），耳型の採型，補聴器装用訓練も「診療の補助」行為である（言語聴覚士法第42条）．

義肢装具士の業務のうち，「義肢・装具の装着部位の採型及び身体への適合」は，診療の補助行為，すなわち業務独占行為である．他方，業務のうちたんなる義肢装具の製作は，無資格者でも行い得る（義肢装具士法第37条）．

救急救命士の行う「救急救命処置」は診療の補助行為である．なお，業務は重度傷病者を救急自動車等で搬送しまたは乗せるまでの間に限られている（救急救命士法第43条，第44条）．

臨床工学技士の業務のうち，「生命維持管理装置の操作」は診療の補助行為であり，業務独占行為であるが，生命維持管理装置のたんなる保守点検には業務禁止規定はない（臨床工学技士法第37条）．

〔5〕 **診療放射線技師**

診療放射線技師の業務である「放射線の人体に対する照射」は，医師，歯科医師，診療放射線技師でなければ，業として行ってはならない（診療放射線技師法第24条第1項）．この業務は「診療の補助」には含まれない扱いとなって

おり，したがって，看護師・准看護師等は行うことはできない。この規定に違反した者は，1年以下の懲役又は50万円以下の罰金に処せられる（診療放射線技師法第31条第1項）。

他方，診療放射線技師の業務である磁気共鳴画像診断装置，超音波診断装置，眼底写真撮影装置（散瞳薬を投与した者を除く）は「診療の補助」行為である（診療放射線技師法第24条の2）。

〔6〕 **歯科医師，歯科衛生士，歯科技工士**

「歯科医師でなければ歯科医業をなしてはならない」とされ，歯科医業全般が歯科医師の業務独占領域である。しかし，医業と歯科医業には重複する部分があり，医師であっても抜歯，う歯の治療（充てんを除く）等は行い得る。

歯科衛生士は，〔3〕で述べた保健師助産師看護師法の規定による診療の補助の例外として，「歯科診療の補助」をなすことを業とすることができる（歯科衛生士法第2条第2項）。また，歯科衛生士の本来の業務である歯牙・口腔疾患の予防処置である「歯牙露出面及び正常な歯ぐきの遊離縁下の附着物・沈着物の機械的操作による除去」，「歯牙，口腔に対する薬物塗布」という行為は，歯科医師，歯科衛生士の行う行為である（歯科衛生士法第13条）。

歯科技工士の行う歯科技工業務については，歯科医師，歯科技工士のみが行い得る業務独占行為とされている（歯科技工士法第17条）。

〔7〕 **薬　剤　師**

「販売又は授与の目的による調剤」は，無資格者が業として行うことを禁止された行為であって，薬剤師，医師，歯科医師，獣医師のみが行い得る。このうち医師，歯科医師については，

　a　患者又は現に看護に当たっている者から特に希望する旨を申し出た場合
　b　医師法第22条又は歯科医師法第21条各号の場合（処方せん交付が治療を困難にするおそれがある場合等）

に自己の処方せんにより自ら調剤することが許され，獣医師（医療関係資格ではない）については自己の処方せんにより自ら調剤することが許されている（薬剤師法第19条）。

〔8〕 医行為の全体像と具体例

　医業における医行為は，医療関係者としての資格を有しない者は行うことのできない業務独占の行為である．これらは概念上，つぎの2種類に大別されている．

　　a　絶対的医行為（医師自らが行わなければならない行為）
　　b　相対的医行為（医師の指示，指導下に他の医療関係資格を有する者が行い得る行為）

　aに該当するものは，危険性の高い行為であって，具体例として，

　　診察，診断
　　危険性の高い検査行為〔例〕眼圧計による眼圧検査（昭47.7.4医事課長回答）
　　手術〔例〕胎盤摘出，搔爬手術（昭42.10.11医務局長回答）
　　危険性の高い治療行為〔例〕眼球注射（昭47.7.4医事課長回答）

等が考えられる．
　これに対して，bに該当するものは，「診療の補助」，放射線の照射である．（療養上の世話についても，行為の内容によってはbに該当する可能性があると考えられる．）
　「診療の補助」行為の具体例としては，

　　検査　〔例〕　採血，心電図・脳波等の生理学的検査（臨床検査技師，衛生検査技師等に関する法律）
　　　　　検眼器による視力測定（昭47.5.4医事課長回答）
　　治療　〔例〕　眼の洗浄（昭47.7.4医事課長通知）
　　　　　静脈注射（平14.9.30医政局長通知）

等が考えられる．
　業務独占行為（医行為）における絶対的医行為と相対的医行為の関係を図4.1に示す．

```
広義の医行為＝業務独占行為(医師)
```

絶対的医行為 { 医師自らが行わなければならない行為

相対的医行為 {
診療の補助（看護師・准看護師・保健師・助産師）

採血, 政令で定める生理学的検査（臨床検査技師）	理学療法（理学療法士）	作業療法（作業療法士）
両眼視機能回復のための矯正訓練・検査, 眼底検査（視能訓練士）	装着部位の採型, 身体への適合（義肢装具士）	生命維持管理装置の操作（臨床工学技士）
嚥下訓練・人工内耳の調整等（言語聴覚士）	救急救命処置（救急救命士）	一定の画像診断装置による検査（診療放射線技師）

療養上の世話（保健師・看護師・准看護師）

助産（助産師）

放射線の照射（診療放射線技師）

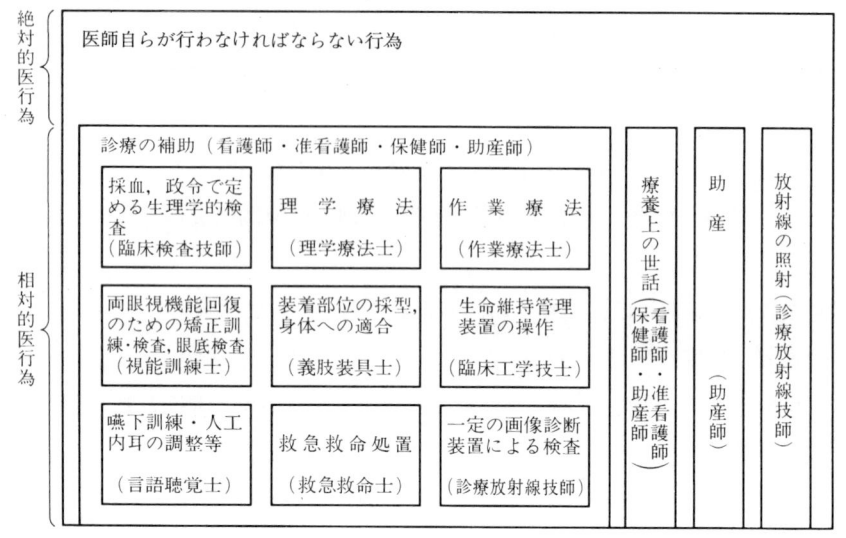

図 4.1　絶対的医行為と相対的医行為の関係

4.2　臨床工学技士法（業務）

4.2.1　臨床工学技士法の沿革と目的

〔1〕　臨床工学技士法の沿革

　昭和62年2月5日，厚生省に「新たな医療関係職種の資格制度の在り方に関する検討会」が設置され，新たな資格の法制化についての検討が行われた。同検討会の中間報告を踏まえ，政府より臨床工学技士法案が国会に提案された。以下に経過を示す。

　　　昭62.3.20　検討会中間報告（臨床工学技士については「早急に法制化すべきである」とされた）
　　　　4.21　法案を衆議院社会労働委員会に付託
　　　　5.20　衆議院本会議で可決
　　　　5.27　参議院本会議で可決, 成立
　　　　6.5　臨床工学技士法公布（法律第60号）

63.4.1 臨床工学技士法施行
〔2〕 臨床工学技士法の目的

臨床工学技師法の目的は，「臨床工学技士の資格を定める」とともに，「その業務が適正に運用されるように規律」し，もって「医療の普及及び向上に寄与する」こととされている〔臨床工学技士法（以下「法」という。）第1条〕。

4.2.2 資格と業務

〔1〕 臨床工学技士の定義

法によれば，臨床工学技士とは

a 厚生労働大臣の免許を受けて
b 臨床工学技士の名称を用いて
c 医師の指示の下に
d 生命維持管理装置の操作及び保守点検を行うことを業とする（ただし，操作には，生命維持管理装置の先端部の身体への接続又は身体からの除去であって政令で定めるものを含む）

者をいうと，定義されている（法第2条第2項）。

このうちaとcについては，4.1節で述べたように，他の多くの医療関係者の資格と同じである。bについては，〔3〕に述べるように名称独占となっている。dについては，臨床工学技士の業務であるが，これについてはつぎの〔2〕で述べる。

〔2〕 義 務

前記dにおいて「生命維持管理装置」という述語が出てくるが，これは法の中では，「人の呼吸，循環又は代謝の機能の一部を代替し，又は補助することが目的とされる装置」をいうことと定義されている（法第2条第1項）。呼吸，循環，代謝の各機能別に具体例をあげるならば，

　　呼吸　人工呼吸装置，高気圧治療装置，人工心肺装置
　　循環　補助循環装置（IABP，PCPS），除細動器，ペースメーカー，人工心肺装置

代謝　血液浄化装置，人工膵臓
等がある。この場合，代謝機能には腎機能を含んで考えている。

臨床工学技士の業務は，〔1〕で述べたように

a　生命維持管理装置の操作

b　生命維持管理装置の保守点検

からなる。

ただし，aには，「生命維持管理装置の先端部の身体への接続又は身体からの除去」であって，政令で定めるものを含むこととなっている。これは具体的には，つぎの第一号から第三号に限られる（臨床工学技士法施行令第1条）。

第一号　人工呼吸装置のマウスピース，鼻カニューレその他の先端部の身体への接続又は身体からの除去（気管への接続又は気管からの除去にあっては，あらかじめ接続用に形成された気管の部分への接続又は当該部分からの除去に限る）

第二号　血液浄化装置の穿刺針その他の先端部のシャントへの接続又はシャントからの除去

第三号　生命維持管理装置の導出電極の皮膚への接続又は皮膚からの除去

この場合，身体への接続，身体からの除去は，身体と直接接触，侵入する場合を指し，身体に接しないところでの回路間の接続は含まれない。

第一号においては，酸素供給装置や人工呼吸器の先端部の口腔内挿入用マウスピース，鼻カニューレ，酸素マスク等を鼻孔や口腔内に当てたり除いたりする行為が含まれる。通常，外呼吸は，鼻孔や口腔を介して行われるが，重症呼吸不全や意識障害のケースでは，気道上鼻腔や口腔より深部（肺に近い）に位置する気管に直接人為的に酸素を送ることがあり，第一号のかっこ内はそのようなケースについて言及したものである。このような場合は，まず，口腔（又は鼻腔）より気管内にチューブを挿入する気管内挿管を行うか，頸部に手術的操作である気管切開を行って気管内を露出させる。気管内挿管・抜去は，医師のみが行い得る行為（絶対的医行為4.1.5〔8〕参照）であり，臨床工学技士は挿管チューブへの回路の接続・除去を行い得るにとどまる〔臨床工学技士業務

指針（以下「業務指針」という。）呼吸治療業務 E-1, B-3〕。気管切開の場合は，気管切開手術は医師が行うべき行為であるが，その後に，そのようにあらかじめ形成された気管の部分へ人工呼吸器の回路の先端部を挿入・除去すること（これは生命維持管理装置の先端部の身体への接続・除去にあたる）はできる（業務指針呼吸治療業務 E-1, B-2）。

　第二号については，血液透析，血液濾過，血液吸着，血漿交換等の血液浄化装置において，あらかじめ医師が患者に動静脈吻合を設けた場合に，血液浄化装置の穿刺針を内シャントへ穿刺・抜去したり，回路チューブの先端部を外シャントへ接続・除去することができる。しかしながら，腹膜透析用カテーテルを腹腔内に設置することは，医師の行うべき業務である（業務指針血液浄化業務 B-1, B-2, E-5）。また，血液浄化装置等の生命維持管理装置と回路上接続していないところで，血管に直接穿刺して採血，輸血等を行ったり，単独に留置された血管カテーテルを介して輸血，採血を行うことはできない（業務指針血液浄化業務 E-6 等）。なお，人工心肺装置の身体側のカニューレの術野における身体への接続・固定や，IABP カテーテルの身体への挿入・固定，除去は，医師が行うべき手術的操作である（業務指針人工心肺業務 E-1, IABP D-1）。

　第三号においては，生命維持管理装置に付随する生命監視装置のモニタ用（又はアース用）導出電極の皮膚への接続・除去が認められている。これは，心臓，脳等の機能について，電気的変動を体外に取り出して監視するものである。逆に身体の外から身体へ電気を負荷する刺激電極の皮膚への接続・除去は，臨床工学技士は行うことはできない。なお，臨床工学技士は，生命維持管理装置の操作と無関係に，診断目的の心電図検査や脳波検査を行うことはできない。これらは，臨床検査技師等の業務である。

〔3〕　名称独占と業務独占

　すでに述べたように，臨床工学技士は名称独占資格である（4.1.4 項参照）。すなわち，臨床工学技士でない者は，臨床工学技士又はこれに紛らわしい名称を使用してはならない（法第 41 条）。紛らわしい名称としては，医用工学技

士，人工透析技師，体外循環技師等が考えられる。臨床工学技士でない者がこの規定に違反した場合には，30万円以下の罰金に処せられる（法第48条第二号）。

　他方，臨床工学技士は，保健師助産師看護師法の規定にかかわらず，診療の補助として生命維持管理装置の操作を行うことができる（法第37条）。すなわち，生命維持管理装置の操作は，医療関係者の資格を有しない者が行ってはならない業務独占の業務分野であり，医師，看護師，准看護師，保健師，助産師，臨床工学技士のみが行い得るものである（4.1.5項参照）。これに違反した場合は，保健師助産師看護師法の規定により罰せられる。これに対して，生命維持管理装置の保守点検は，人体に対して危害のおそれのない限り無資格者にも許される行為である。以上を示すと表4.3のようになる。

表4.3　臨床工学技士の名称独占と業務独占

業　　務	名称独占	業務独占
生命維持管理装置の操作	○	○
生命維持管理装置の保守点検	○	×

4.2.3　チーム医療

〔1〕　**チーム医療の原則**

　現代の高度・専門的分野における医療は，さまざまの医療関係者によるチーム医療が主となっている。チーム医療においては，医師がチームのリーダーとしての役割と責任を担い，また各医療関係者は，それぞれ専門職種としての役割と責任を負っている。各職種は，自らの業務を適正に遂行するとともに，他の医療関係者の専門性を尊重し，協力と連携を行う必要がある。

　臨床工学技士法においては，臨床工学技士は，その業務を行うに当たっては，医師その他の医療関係者との緊密な連携を図り，適正な医療の確保に努めなければならないと定められている（法第39条）。

〔2〕　**医療過誤**（2.8節，4.4.2〔5〕参照）

　医療関係者は，チーム医療の中で，医療行為に対して法律上の責任を負って

いる。すなわち，患者が過失等によって死亡したり，障害を負った場合（医療過誤）には，医師および医療関係者は法的責任を負わされる。

具体的には，民事上，被害者との関係で不法行為として金銭賠償等の損害賠償責任を負わされる。また，刑法上は，業務上過失致死傷罪として罰せられることがある。さらに，行政上は臨床工学技士等の資格を取り消されることがある。患者側が医療側に損害賠償を求める医事紛争は増加傾向にあり，各病院および行政では患者の安全のため医療事故対策（委員会設置，事故防止マニュアル作成，インシデントなどの報告制度，職員の研修，事故の起きにくい医療用具の使用等）が進められつつある。

〔3〕 医師の具体的な指示の必要な行為（特定行為）

臨床工学技士は，業務全般について医師の指示を受けるが（法第2条第2項），特に厚生労働省令で定める生命維持管理装置の操作行為については，医師の具体的な指示を受けなければ行ってはならないものとされている（法第38条）。これは具体的にはつぎの行為である（臨床工学技士法施行規則第32条）。

　第一号　身体への血液，気体又は薬剤の注入
　第二号　身体からの血液又は気体の抜き取り（採血を含む）
　第三号　身体への電気的刺激の負荷

第一号および第二号については，血液浄化装置や人工心肺装置における回路からの採血，脱血，運転条件（血液流量，送血圧等）・血液投与量の設定・変更は医師の具体的指示を必要とする。また，人工呼吸装置の運転条件（一回換気量，換気回数，送気圧等）・酸素投与量の設定・変更，高気圧治療装置の操作条件（加圧時間，加圧条件等）の設定・変更も同様である。さらに，人工呼吸装置への吸入薬剤の噴霧や，体外血液回路への補液のための点滴装置接続や薬剤の管注投与も医師の具体的指示を必要とする。

第三号については，体外式ペースメーカーの操作条件（調律リズム）や，除細動器の操作条件（電圧・通電時間等）の設定・変更は，医師の具体的指示下に行い得る。しかしながら，除細動器の通電にあたっては，刺激電極の身体へ

の接続・固定を伴うものであるところから、臨床工学技士の行い得る生命維持管理装置の身体への接続の範囲を超えており、医師が行わなければならない。

なお、医師の具体的指示は、書面等によるできる限り詳細な指示を原則とするが、現に操作を行っている際に、医師の口頭による臨機応変の具体的な指示に従うときはこの限りではないとされている（業務指針II-10）。

医師の具体的指示なく、第一号から第三号の行為を行った場合には、6月以下の懲役又は30万円以下の罰金に処せられる（法第46条）。

〔4〕 業務指針

臨床工学技士業務指針は、昭和63年9月14日、厚生省健康政策局医事課長から、各関係方面へ通知されたものである（章末参照）。その趣旨は前文にもあるとおり、「近年の医療の高度化、専門分化等を背景として、チーム医療の円滑な推進は、より質の高い効率的、かつ、効果的な医療を提供する上で極めて重要になってきている」ことを踏まえ、「臨床工学技士の諸業務及び業務の遂行に係る留意事項等を示し、以て臨床工学技士がその業務を適正に、かつ、医師、看護師その他の医療関係職種と連携して、円滑に行うことができる」ことを目的として定められたものである。

その内容は、基本的には法令で定められた業務についての具体的な指針およびこれに関する医療従事者の守るべき規範となっている。なお「医療の発展や変容等に応じて、必要があれば適宜見直されるべきものであり、臨床工学技士の業務を定型化することを意図するものではない」こととされている。以下に、その具体的内容を説明する。

まず、「I．業務全般にわたる留意事項」においては、法律の中で定められた業務にかかわる事項のうち、主として、生命維持管理装置の操作および保守点検に直接関係する医師の指示以外の重要な事項について全般的に示したものである。

第1項では、「臨床工学技士は、医師の指示の下に生命維持管理装置の操作及び保守点検を行うことを業務とし、以て、医療の普及及び向上に寄与することを目的とする」としており、法の目的（第1条）および臨床工学技士の定義

（第2条第2項）を受けるものである。

第2項は，「臨床工学技士は，生命維持管理装置の操作に関する専門技術者であることを十分認識し，最善の努力を払って業務を遂行するものとする」というものであり，専門技術者としての自覚を促している。

第3項は，「臨床工学技士は，医療チームの一員として医師をはじめ看護師その他の医療関係職種と緊密に連携し，より円滑で効果的かつ全人的な医療を確保することに協力するものとする」としており，これは法39条の他の医療関係者との連携（チーム医療）の規定を受けるものである。

さらに第4項で，「臨床工学技士は患者の治療に関する検討会等への参加に当たっては，患者の身体状況の情報把握に努めると同時に，呼吸療法装置，人工心肺装置，血液浄化装置その他の生命維持管理装置の操作に関して必要とされる情報を提供するよう努めるものとする」と続き，実際行う具体的業務を行うにあたり情報交換を行うことが重要であるとしている。

また第5項では，臨床工学技士は，治療面で医師の診療補助を行う職種であることから，「臨床工学技士は，患者又はその家族から生命維持管理装置として使用する機器等について説明を求められたときは，医師の指示に基づき適切に対応するものとする。ただし，患者の容態や治療内容について説明を求められたときは，その旨を医師に報告し，医師による対応を求めるものとする」とし，チーム医療を行う上で，基本的に守るべき規範を示している。

つぎに第6項では，「臨床工学技士は，生命維持管理装置の動向等に関する情報収集や，関連分野の知識等に関心を払うこと等を通して常に研鑽に励み，専門的な知識及び技術を保つように努めることが望ましい」とし，第2項でいう業務の遂行や，適切なチーム医療の達成のためには，資格を取得した後も不断の努力が重要であることを示唆している。

また第7項は，「臨床工学技士は，業務の遂行に当たっては臨床工学技士法の趣旨を十分理解し，関連法規を遵守しなければならない」というもので，これは臨床工学技士は法律で定める医療関係者の一職種であり，自己の業務および他の職種との関連においては，法律という観点から自己のおかれた立場を十

分に認識する必要があることを示したものである。

　第8項では，「臨床工学技士は，業務上知り得た秘密を正当な理由無くして他人に漏えいしてはならない。これは臨床工学技士でなくなった後でも同様とする」としているが，これは後に述べる法第40条の「秘密を守る義務」である。この規定は，どんな医療関係職種においても守られるべきものとされており，医療という特殊な環境においてはきわめて重要である。

　つぎに，「II．医師の指示に関する事項」について説明する。臨床工学技士は医師の指示のもとにコメディカルの一員として医師の治療業務の一端である生命維持管理装置の操作および保守点検を行うものであり，適切な指示を受けることは本質的に重要なことである。そして特にその基本となる運転条件や監視条件などについては，確実に指示を受ける必要がある。また，他方，自己の行う業務に関する専門技術者であることから，チーム医療を行う中でその所期の目的が確実に達成されるために，専門的立場から医師に協力を惜しまない姿勢が重要である。

　こうしたことから，まず第9項で，「臨床工学技士は業務を適切に行うため，運転条件及び監視条件等について医師の指示を受けなければならない。また，業務の遂行に当たり，疑義がある点についてはその都度医師に確認を求めるものとする」としている。

　つぎに第10項においては，〔3〕で述べた特定行為における医師の具体的な指示についての指針をつぎのように定めている。以下原文をそのまま示す。

　「臨床工学技士は，生命維持管理装置の操作のうち次に該当するものを行おうとするときはこれらの操作に係る装置の運転条件（運転時間，運転速度その他設定又は変更を行うべき条件），監視条件（監視時間，監視項目その他設定又は変更を行うべき条件），薬剤，薬液及び酸素ガス等の投与量，投与方法及び投与時期について，書面等により医師のできる限り詳細な指示を受けなければならない。ただし，現に操作を行っている際に，医師の口頭による臨機応変の具体的な指示に従うときはこの限りではない。

　1．身体への血液，気体又は薬剤の注入

2. 身体からの血液又は気体の抜き取り（採血を含む。）
3. 身体への電気的刺激の負荷」

なお，「Ⅲ．個別業務に関する事項」については，4.2.5項で述べる。

4.2.4 患者との関係
〔1〕 守秘義務

臨床工学技士は，正当な理由がなく，その業務上知り得た人の秘密を漏らしてはならない。臨床工学技士でなくなった後においても同様である（法第40条）。この規定に違反し告訴された場合には，50万円以下の罰金に処せられる（法第47条）。

〔2〕 患者への説明

臨床工学技士は，患者・家族から機器についての説明を求められたときは，医師の指示に基づいて適切に対応するものとする。ただし，患者の容態や治療内容について説明を求められたときは，その旨を医師に報告し，医師による対応を求めるものとする（業務指針Ⅰ-5）。

4.2.5 個別業務
〔1〕 個別業務と業務指針

臨床工学技士の担当する業務の分野は，業務にかかわる生命維持管理装置が呼吸，循環，代謝に関するものであることから，比較的広く，多岐にわたる。業務指針Ⅲの個別業務に示されているのは，臨床工学技士の代表的業務の分野であり，それらは呼吸治療，人工心肺業務，血液浄化業務等生命維持管理装置を使用する機会が多い操作業務およびそれらに関連する保守点検業務である。また，これら列記された業務のうち，生命維持管理装置の操作に関する業務は，法律上医師および医師の指示のもとに臨床工学技士，看護師，准看護師，保健師，助産師のみが行うことを許可されているものである。

業務指針においては，医師の指示について業務の各段階ごとに示されている。すなわち，「臨床工学技士は，総体として医師の指示の下にその業務を行

わなければならないが，特に引き続く一連の業務の各段階で医師の指示を受けなければならない業務には○印を付し，II-10に示した医師の具体的指示を受けて行わなければならない法令上の特定行為には◎を付して示した。勿論それ以外の項目についても必要に応じて医師の指示を受けることにより，適正かつ円滑な業務の推進に努めることが望まれる」とされている。

〔2〕 業務の流れ

つぎに生命維持管理装置の操作・保守点検における，一連の業務の流れを示す。

治療開始前

臨床工学技士は，まず，ある治療が開始される前には，あらかじめ，使用する生命維持管理装置の保守点検やその記録を行う。どんな装置を使用するかは，医師に指示されるところによるが，より安全で適切な装置が確実に選択されるために，装置の種類および使用方法等を医師との間で確認する。その上で装置の準備を行い，その組立や回路の洗浄・充填を行う。また，装置同様に，どんな薬剤，血液，酸素その他の治療材料を使用するかは，医師に指示されるところによるが，より安全で的確な治療が実施されるよう，それらの種類，分量および使用方法等を医師との間で十分に確認し，その上でそれらの準備を行う。こうした過程を経て，使用する装置と装置の操作に必要な治療材料等の準備を終了する。つぎに，どのように操作するか，どのように装置の作動状態などを監視するかを医師の指示に基づき確認する。装置がある時点でどのような作動状態にあるかは，治療の最も核心をなす部分であり，医師との間で詳細に確認作業をすべき事項である。そして治療の開始直前までに一連の作業の中で行っておくべきこととして，装置の始業点検がある。ただし，点検といっても，装置の操作と考えられる行為を含むことがあり，点検する事項についても，医師との間で疎通を図っておく必要がある。

治療開始から治療終了まで

治療前の一連の業務を終わると，治療開始となるが，装置の先端部が生体（身体）に接続されていなければ，実際の治療は始まらない。接続の可否等は

医師の指示されるところによるが，この接続は，例えば血液浄化装置の回路部分の先端（身体に近い部分）である穿刺針を消毒等を施した上シャントへ刺入し，回路内の液体が，装置外へ出ていくことを阻止していた鉗子を開放する行為である。ただし，政令で定めるところにより，身体への接続で臨床工学技士の行うことのできるものは限定されている。

また，この接続と並行して，生命維持管理装置の初期の操作および監視条件の設定が行われ，装置による治療が開始される。初期条件の設定は，治療開始前に行われ，すなわち装置の接続の際にすでに設定済であると解釈されがちであるが，治療を開始した時点こそが，本来の操作および監視条件の設定時点である。治療が開始された後はあらかじめ受けた具体的な指示に基づき装置を運転・監視し，条件を変更する。また，薬剤や酸素の投与が装置の操作の中に含まれる場合には，これについても具体的な指示に基づき，設定・変更を行う。

具体的な指示を受けなければならない事項については，4.2.3〔4〕ですでに述べた。

なお，装置の作動中には，不測の事態もあり得るので，医師の口頭による臨機応変な具体的な指示を受けなければならないこともある。ただし，この場合でも，書面等による指示を受けることが可能ならばそうすべきである。また，治療が進行している間は，臨床工学技士は，自分の行っている行為を何らかの記録にしていくのが通常であろう。

さて，装置による治療の終わりには，医師の指示に従い，接続した装置の先端部を身体から除去しなければならない。例えば，血液浄化装置の場合，装置自体を停止させるとともに，鉗子により回路を遮断し，穿刺針を引き抜く行為がそれである。穿刺針を除去したシャント部分の止血や消毒等の処置についての考え方は接続の場合と同じである。

治療終了後

さて，治療終了後，ここでは生命維持管理装置の使用を終了した後と同義であるが，使い捨ての回路等，再度使用しないものを除き，次回に再び使用できるよう消毒や滅菌を行うことも，日常大事な業務である。

〔3〕 業務指針における個別業務の例

つぎに業務指針（章末参照）における個別業務について，呼吸治療業務を例として述べる．他の業務についてもおおむね同様である．

「呼吸療法に関する業務」においては当該分野業務指針E-8にあるように，「人工呼吸器，吸入療法機器，酸素テント，給湿器，酸素濃縮器，気体流量計，酸素濃度計及び監視機器等」を使用して行う業務についての指針が示されている．以下特に断りのない限り例えば（A-1），（B-2）等は当該分野業務指針のA-1，B-2等であることを示す．

A. 治療開始前

① 人工呼吸器，吸入療法機器及びその他人工呼吸装置として使用する機器・回路等の保守点検及びその記録　　　　　　　　　　　（A-1）
② 人工呼吸装置として使用する機器・回路等の確認　　　（A-2）
③ 人工呼吸装置として使用する機器・回路等の準備　　　（A-3）
④ 人工呼吸装置の組立及び回路の洗浄　　　　　　　　　（A-4）
⑤ 人工呼吸装置の操作に必要な薬剤・治療材料の確認　　（A-5）
⑥ 人工呼吸装置の操作に必要な薬剤・治療材料の準備　　（A-6）
⑦ 呼吸療法の使用機器等の操作条件（監視条件を含む）の確認　（A-7）
⑧ 人工呼吸装置の始業点検　　　　　　　　　　　　　　（A-8）

などを行い，このうち②，⑤，⑦，⑧は引き続く一連の業務の段階のうち医師の指示を受けなければならないもので，指針本文には当該各項文頭にその意味を表すものとして○が付されている．また②，⑤，⑦については「治療開始前に，人工呼吸装置の操作に必要な薬剤・治療材料及び使用する機器等の操作条件（監視条件を含む）の確認を医師から受けている場合であっても，業務を遂行するに当たり機器等の操作に関して疑義のある点については治療に先立ち，改めて医師の最終確認を受けなければならない」（E-6）こととしている．

B. 治療開始から終了まで

① 人工呼吸装置の回路の先端部（コネクター部分）の気管内挿管チューブへの接続又は気管内挿管チューブからの除去　　　　　　　（B-1）

② 人工呼吸装置の回路の先端部のあらかじめ接続用に形成された気管切開部（気管カニューレの挿入部分等）への接続又は気管切開部からの除去
(B-2)

③ 人工呼吸装置の回路の先端部（マスク，口腔内挿入用マウスピース及び鼻カニューレ等）の口，鼻への接続又は口，鼻からの除去　(B-3)

④ 呼吸訓練に使用する人工呼吸装置の操作　(B-4)

⑤ 人工呼吸装置の運転条件及び監視条件（一回換気量，換気回数等）の設定及び変更　(B-5)

⑥ 吸入薬剤及び酸素等の投与量の設定及び変更　(B-6)

⑦ 呼吸療法の使用機器等の操作に必要な監視機器の監視（人工呼吸装置の監視部分の監視）　(B-7)

⑧ 吸引及び吸引前の排痰の介助（人工呼吸装置の操作に限る）　(B-8)

⑨ 呼吸療法の使用機器等の操作及び監視機器の監視に関する記録　(B-9)

などの業務を行う．このうち①，②，③，④，⑤，⑥，⑧が一連の各段階で指示を受けるべきものであり，さらに⑤および⑥は具体的な指示を受けるべき特定行為を示すもので，指針本文では当該各項文頭にその意味を表す◎が付されている．

また，①，②，③はいずれも回路の接続と除去に関する事項であるが，このうち②と③は，政令で定められている装置の先端部の身体への接続および身体からの除去に該当するものである．また①については，一般概念上は接続，除去と解されるような行為であるものの，身体への直接的行為でないため，政令で定められている接続，除去にはあたらず，装置の操作と解すべきものである．誤解のないように接続を例にとってもうすこし詳細に説明すると，②は気管切開口の気管カニューレ挿入部に，人工呼吸器の回路先端部を侵入させて接続すること，③は回路先端部を口内や鼻に侵入させて接続することであり，一方①はあらかじめ医師により設置された，身体からは離れた接続部分に回路先端部を接続し，身体と連絡させるものである．また，「気管内挿管及び気管カニューレの挿入及び設置又は除去は医師が行う」(E-1) ことは，これらの行

為と関連する特記事項である。

④は，呼吸両方に人工呼吸器を使う際に臨床工学技士の行う業務を示しているが，「呼吸訓練に際しての人口呼吸装置の操作に関する医師の指示は具体的に受けるようにし，医師，看護師及び理学療法士等と十分に連携した上業務を行う」（E-4）ことに留意するものとしている。

また，⑤と⑥は気体に関する特定行為にあたるもので，「医師の決めた人工呼吸装置の操作条件及び薬剤の投与量等に従い，臨床工学技士はこれらの条件等の設定及び変更を行う。こうした指示については操作前に医師から受ける指示の他，操作中の指示についても，できる限り具体的に受けなければならない」（E-5）ことを基本とする。

また⑧については，「気管内及び気管挿管内吸引は医師又は医師の指示の下に看護師が行い，臨床工学技士は人工呼吸装置の接続部をつなぐ又ははずす等の操作を行う。気管内洗浄については洗浄行為自体は医師が行い，看護師，臨床工学技士は上記吸引に準じてこれを補助するものとする」（E-2）こととし，かつ，「吸引前の排痰手技（軽打法，バイブレーション機器を用いる方法等）は医師又は看護師が行い，臨床工学技士はその際人口呼吸装置の正常な作動状態を監視する」（E-3）こととしている。これらは諸職種の役割分担および連携について詳細に定めているものである。

C. 治療終了後

「人工呼吸器，吸入療法機器の消毒及び洗浄等」（C-1）を行う。

D. その他

このほかに，「医師の確認を受けた呼吸訓練及び酸素療法に関する情報の患者への提供」（D-1）などの業務を場合によっては行うことがあるものとしている。

また，業務を行う上で特に留意すべきこととして，「身体に直接針を穿刺して行う血管からの採血及び血管内への輸血等を，臨床工学技士は行ってはならない。血管カテーテルが単独で留置されている場合にあっても同様である」（E-7）こととしている。

4.3　臨床工学技士法（資格の取得）

すでに述べたように，臨床工学技士は，厚生労働大臣の免許による国家資格であり，生命維持管理装置の操作および保守点検を行うことを業とする。臨床工学技士になろうとする者は，法で定められた養成課程等を経て国家試験受験資格を得，国家試験に合格し，厚生労働大臣の免許を受けなければならない（法第3条）。

4.3.1　養成（国家試験受験資格）

〔1〕　概　　説

受験資格は，臨床工学技士法（以下「法」という。）第14条に定められた通常の受験資格と，法附則に定められた特例的な受験資格に大別される。

法第14条に定められる通常の受験資格には，五つのコースがある。

　　第一号　高校卒業後の3年コース
　　第二号　大学又は他の医療従事者養成過程等を2年以上修業後の1年コース
　　第三号　大学又は他の医療従事者養成過程等を1年以上修業後の2年コース
　　第四号　大学における4年コース
　　第五号　外国での学校卒業者又は免許取得者

このうち，第一号に定める高卒後3年コースは，他の多くの医療関係職種においても受験資格として定められている基本的なものである（4.1.3項参照）。また，第一号から第三号までの各コースでは，文部科学大臣または厚生労働大臣の指定した養成施設で教育を受けなければ受験資格を得られない。そして別に，そのための指定基準が定められている。

国家試験は，上記各コースのいずれかに該当する場合でなければ，受験することはできない。これら各コースについて，以下に説明を行う。

〔2〕　法第14条第一号該当者（3年コース）

（a）　概　論　　つぎの二つの要件を備えている者である。

a　学校教育法の規定により大学に入学することができる者

b　文部科学大臣が指定した学校又は厚生労働大臣が指定した臨床工学技士養成所において，3年以上必要な知識・技能を修得した者

aは学校教育法第56条第1項に定めるもので，高等学校卒業者が最も一般的であるが，これ以外にこれと同等以上の学力があると認められる者として，大学入学資格検定合格者，文部科学大臣の指定する在外教育施設終了者，外国で12年の過程を修了し文部科学大臣の指定した者等がある（学校教育法施行規則）。なお，法附則第4条及び臨床工学技士法施行規則（以下「施行規則」という。）附則により，旧制中学校卒業者等は大学に入学できる者と見なされることとなっている。

つぎにbについて述べる。学校教育法では学校等についての基本的事項が定められている。学校教育法においては，学校，専修学校，各種学校等がつぎのように定義されている。

　　学校（第1条）　　小学校，中学校，高等学校，中等教育学校，大学（第69条の2に定める短期大学が含まれる。），高等専門学校，盲学校，聾学校，養護学校，幼稚園

　　専修学校（第82条の2）　　職業若しくは実際生活に必要な能力を育成し，又は教育の向上を図ることを目的として組織的教育を行うもの（学校等を除く，修学年限1年以上，授業時数が文部科学大臣の定める授業時数以上，教育を受ける者が常時40人以上）

　　各種学校（第83条）　　学校教育に類する教育を行うもの（学校，専修学校等を除く）

前記bにおける学校や養成所の指定は，実際には文部科学省・厚生労働省令である臨床工学技士学校養成所指定規則（以下「指定規則」という。）の定めるところによっている（指定規則第1条第1項）。そして，指定規則によれば，bの文部科学大臣の指定する学校とは，

学校教育法第1条に規定する学校

上記に附設される専修学校又は各種学校

をいうこととなっている(指定規則第1条第2項)。文部科学大臣の指定する学校のうち代表的なものは，3年制の短期大学である。これに対して厚生労働大臣の指定する養成所は，専修学校又は各種学校(学校教育法第1条に規定する学校に附設されるものを除く)ということになる。

bにおいて，学校や養成所は文部科学大臣または厚生労働大臣の指定を受けたものでなければならないが，指定のためには指定規則に定められた指定基準を満たさなければならないこととなっている(指定規則第4条第1項)。これをつぎに述べる。

(**b**) **指定基準**　まず，カリキュラムについては，**表4.4**に示すように，基礎分野14単位，専門基礎分野37単位，専門分野42単位の合計93単位となっている(指定規則第4条第1項第三号別表)。

これは最低基準であり，上記を上回ってもよい。なお厚生労働大臣指定の養成所については，厚生労働省医政局長通知(臨床工学技士養成所指導要領(以下「指導要領」という。))を標準的な指導内容とすることとなっている。

つぎに教員については，医師・臨床工学技士・工学修士(又はこれらと同等

表4.4　臨床工学技士養成所の教育内容(3年コース)

	教　育　内　容	単位数
基礎分野	科学的思考の基盤 人間と生活	}14
専門基礎分野	人体の構造及び機能 臨床工学に必要な医学的基礎 臨床工学に必要な理工学的基礎 臨床工学に必要な医療情報技術とシステム工学の基礎	6 8 16 7
専門分野	医用生体工学 医用機器学 生体機能代行技術学 医用安全管理学 関連臨床医学 臨床実習	7 8 12 5 6 4
	合　　　　　計	93

以上の学識経験を有する者）である専任教員を6名以上とし，うち少なくとも二人は免許取得後5年以上業務に従事した臨床工学技士でなければならない（指定規則第4条第1項第四号，第五号）．

また，学級定員は，1学級10人以上40人以下とされている（指定規則第4条第1項第六号）．

つぎに施設・設備等についての基準は養成所では以下のとおりである（指定規則第4条第1項第七号～第九号，指導要領）．

- 普通教室　専用，同時に授業を行う学級数を下らない
  - 広さは学生の定員一人当り1.65平方メートル以上
- 実習室　基礎工学演習室，基礎医学実習室，臨床工学実習室（各専用），
  - 広さは入学定員一人当り3.31平方メートル以上
  - ロッカールーム又は更衣室
- 図書室　専用
  - 専門図書1 000冊以上
  - 学術雑誌（外国雑誌を含む）20種類以上
- 機材器具　解剖学教育用機材，生理学教育用実験材料，病理学教育用機材，オシロスコープ，信号発生機，電動機，変圧器，直流電源装置，デジタルマルチメータ，パーソナルコンピュータ
  - 人工呼吸器，人工心肺装置，補助循環装置，血液透析装置，ペースメーカ及びプログラマ，除細動器及び除細動チェッカ，電気メス及び電気メスチェッカ，患者情報モニタ，輸液ポンプ，救命処置生体シミュレータ
- 標本模型　組織標本，人体解剖模型，人体内臓模型，人体骨格模型，呼吸器模型，血液循環系模型，心臓解剖模型，腎臓及び泌尿器模型，脳及び神経系模型

さらに指定規則においては，カリキュラムにおける臨床実習を行うために適当な病院を実習施設として利用できなければならない．実習施設は，実習用設備として，

人工呼吸器，高気圧治療装置，人工心肺装置，補助循環装置，

　　体外式ペースメーカ，除細動器，血液透析装置，集中治療室

を備えていなければならない．実習については，適当な実習指導者の指導が行われなければならない（指定規則第4条第1項第十号，第十一号）指導要領では，実習指導者は，医師又は免許取得後5年以上業務に従事した臨床工学技士とし，その数は学生5人当り一人以上とすることとなっている．

〔3〕　法第14条第二号該当者（1年コース）

つぎの各要件を満たすことにより，受験資格を取得する者である．

a　一定の学校等において2年以上修業した者

b　aの学校等において，厚生労働大臣の指定する科目を修めた者

c　その後，文部科学大臣が指定した学校又は厚生労働大臣が指定した臨床工学技士養成所において，1年以上必要な知識・技能を修得した者

　aに該当する学校等には，大学，高等専門学校，旧制大学のほか，厚生労働省令で定めるものとして，各種医療関係者（看護師，診療放射線技師，臨床検査技師，理学療法士，作業療法士，視能訓練士，義肢装具士）の学校・養成所，防衛医科大学校，職業能力開発短期大学校，職業能力開発大学校等がある（施行規則第13条）．なお高等専門学校においては，修学期間は5年以上である．

　bの厚生労働大臣の指定する科目はつぎのとおりである．

　人文科学（2科目），社会科学（2科目），自然科学（2科目），外国語，保健体育．

　公衆衛生学，解剖学，生理学，病理学，生化学，免疫学，看護学概論，保健技術学，応用数学，医用工学概論，システム工学，情報処理工学，電気工学，電子工学，物性工学，機械工学，材料工学，計測工学，放射線工学概論，臨床医学概論及び内科診断学のうち8科目．

　cの学校，養成所については，文部科学大臣指定と厚生労働大臣指定の区分は法第14条第一号該当者と同じである（4.3.1〔2〕参照）．またこの第二号該当者の学校・養成所も，指定規則に定められた指定基準を満たさなければなら

ないことになっている（指定規則第4条第2項）。指定基準のうちカリキュラムについては，**表4.5**のとおりであり，法第14条第一号（3年コース）に比し，基礎分野が除かれる（指定規則第14条第2項第三号）。なおカリキュラムのうち，aの学校等で履修した科目については免除することができ，このため最低1年間で修得すればよいことになっている。

表4.5 臨床工学技士養成所の教育内容（1年，2年コース）

教育内容		単位数
専門基礎分野	人体の構造及び機能	6
	臨床工学に必要な医学的基礎	8
	臨床工学に必要な理工学的基礎	16
	臨床工学に必要な医療情報技術とシステム工学の基礎	7
専門分野	医用生体工学	7
	医用機器学	8
	生体機能代行技術学	12
	医用安全管理学	5
	関連臨床医学	6
	臨床実習	4
合　　　　計		79

　厚生労働大臣指定の養成所については，指導要領を標準的な授業内容とすることとなる。
　つぎに指定基準のうち教員，学級定員，施設，設備等，実習施設については，前記4.3.1〔2〕（b）で述べた法第14条第一号（3年コース）のものと，つぎの点を除いて同じである（指定規則第4条第2項第四号，第五号）。
　　専任教員　4名以上（業務経験5年以上の臨床工学技士は1名以上）
　　専門図書　500冊以上（指導要領）

〔4〕　**法第14条第三号該当者（2年コース）**

つぎの各要件を満たすことにより受験資格を取得する者である。

a　一定の学校等において1年以上修業した者
b　aの学校等において，厚生労働大臣の指定する科目を修めた者
c　その後，文部科学大臣が指定した学校又は厚生労働大臣が指定した臨床工学技士養成所において，2年以上必要な知識・技能を修得した者

aに該当する学校には，大学，高等専門学校，旧制大学のほか，厚生労働省令で定めるものとして，各種医療関係者（看護師，診療放射線技師，臨床検査技師，理学療法士，作業療法士，視能訓練士，義肢装具士）の学校・養成所，高等学校の専攻科，防衛大学校，防衛医科大学校，水産大学校，海上保安大学校，気象大学校，職業能力開発短期大学校，職業能力開発大学校等がある（施行規則第14条）。なお高等専門学校においては，修学期間は4年以上である。

bの厚生労働大臣の指定する科目はつぎのとおりである。

人文科学（2科目），社会科学（2科目），自然科学（2科目），外国語，保健体育。

公衆衛生学，解剖学，生理学，病理学，生化学，免疫学，看護学概論，保健技術学，応用数学，医用工学概論，システム工学，情報処理工学，電気工学，電子工学，物性工学，機械工学，材料工学，計測工学，放射線工学概論，臨床医学概論及び内科診断学のうち4科目。

cの学校・養成所については，文部科学大臣指定と厚生労働大臣指定の区分は法第14条第一号該当者と同じである（4.3.1〔2〕参照）。またこの第三号該当者の学校・養成所も，指定規則に定められた指定基準を満たさなければならないことになっている（指定規則第4条第3項）。指定基準のうちカリキュラムについては，**表4.5**のとおりであり，法第14条第二号（2年コース）と同じである（指定規則第4条第3項第三号）。なおカリキュラムのうち，aの学校等ですでに履修した科目については免除することができ，このため最低2年間で修得すればよいことになっている。

厚生労働大臣指定の養成所については，臨床工学技士養成所指導要領を標準的な授業内容とすることとなる。

つぎに指定規則のうち教員，学級定員，施設，設備等，実習施設については，前記4.3.1〔3〕で述べた法第14条第一号（1年コース）のものと，同じである（指定規則第4条第3項第四号，第五号）。

〔5〕 **法第14条第四号該当者（大学コース）**

つぎの各要件を満たすことにより，受験資格を取得する者である。

a　大学（短期大学を除く）を卒業した者
　b　aの大学において，厚生労働大臣の指定する科目を修めた者

aの大学は，学校教育法に基づく大学と旧大学令に基づく旧制大学が該当する．

bの厚生労働大臣の指定する科目はつぎのとおりである．

公衆衛生学，医学概論，解剖学，生理学，病理学，生化学，薬理学，免疫学，看護学概論．

応用数学，医用工学，電気工学，電子工学，物性工学，機械工学，材料工学，計測工学．

医用機器学概論，生体機能代行装置学，医用治療機器学，生体計測装置学，医用機器安全管理学，臨床医学総論，関係法規．

臨床実習．

〔6〕 **法第14条第五号該当者**

外国の生命維持管理装置の操作・保守点検に関する学校・養成所を卒業し，又は外国で臨床工学技士に相当する免許を受けた者である．この場合，厚生労働大臣が法第14条第一号〜第四号と同等以上の知識・技能を有すると認定する場合，受験資格が与えられる．

4.3.2　国家試験

〔1〕 **国家試験科目**

臨床工学技士の試験は，臨床工学技士として必要な知識及び技能について行うことになっている（法第10条）．

試験科目はつぎのとおりであり（施行規則第10条），これらは指定規則に定められた学校・養成所の指定基準にある科目に含まれる．

　○医学概論（公衆衛生学，人の構造及び機能，病理学概論，関係法規を含む）

　○臨床医学概論（臨床生理学，臨床生化学，臨床免疫学，臨床薬理学を含む）

○医用電気電子工学（情報処理工学を含む）
○医用機械工学
○生体物性材料工学
○生体機能代行装置学
○医用治療機器学
○生体計測装置学
○医用機器安全管理学

〔2〕 試験の実施

臨床工学技士の国家試験は厚生労働大臣免許により与えられるが，厚生労働大臣の免許による医療関係資格については，一般的に試験は厚生労働大臣による国家試験として行われる．臨床工学技士の国家試験も毎年1回以上厚生労働大臣が施行する（法第11条）．

しかしながら臨床工学技士については，厚生労働大臣は指定する者（指定試験機関）に試験事務を行わせることができる（法第17条第1項）．この場合には，試験事務の適正を確保するために，厚生労働大臣（厚生労働省医事課が所管している）に，指定試験機関の役員の選任，解任，毎事業年度の事業計画・収支予算，試験事務の実施に関する規定等についての許可や，試験事務機関に対する監督命令，報告，立入検査，指定の取消し等の権限が与えられている（法第18条～第20条，第26条～第31条）．

実際には，昭和63年4月に，財団法人医療機器センターが指定試験機関に指定され，試験事務を行っている．

〔3〕 試験委員

国家試験の問題の作成及び採点は，厚生労働省又は指定試験機関におかれた臨床工学技士試験委員が行う（法第12条，第21条）．

指定試験機関が試験事務を行う場合には，試験委員は，
○大学において医学・工学に関する科目を担当する教授・助教授の職にあり，又はあった者
○法第14条第一号～第三号の文部科学大臣の指定した学校又は厚生労働大

168　4. 関 係 法 規

臣の指定した養成所の専任教員
　○厚生労働大臣が上記と同等以上の知識・技能を有すると認めた者
に該当する者のうちから選任し，厚生労働大臣に届け出なければならない（施行規則第24条）．試験委員は，問題の作成及び採点について，厳正を保持し不正の行為のないようにしなければならない（法第13条，第22条）．

4.3.3 免　　　　許
〔1〕 免許と登録

　臨床工学技士になろうとする者は，国家試験を受験して合格し，厚生労働大臣の免許を受けなければならない（法第3条）．免許は，厚生労働省に備えられた臨床工学技士名簿に，関係する事項を登録することによって行われる（法第5条，第6条）．すなわち，免許は名簿に登録されることによって生じるのであるから，国家試験に合格してもまだ登録前であれば，臨床工学技士の国家資格を取得していないことになる．

　厚生労働大臣は，免許を与えたときは，臨床工学技士に対して臨床工学技士免許証を交付する（法第6条第2項）．免許証は名簿に登録されていることを照明する文書にすぎないのであって，免許証を有していなくても名簿に登録されていれば，臨床工学技士の資格を有するものとして業務を行うことができる．他方，免許の取消しにより名簿から登録が消された場合には，免許証があっても臨床工学技士の資格を有していないことになる．

　なお，本籍地都道府県名，氏名，生年月日に変更を生じたときは，30日以内に名簿の訂正を申請しなければならない（施行規則第3条）．また，臨床工学技士が死亡し，又は失踪の宣言を受けたときは，戸籍法上の届出義務者は，30日以内に名簿の登録の消除を申請しなければならない（施行規則第4条）．

〔2〕 欠格事由

　一定の要件に該当する場合には，臨床工学技士の資格を取得することができないことがある．

　このような相対的欠格事由に該当する者には，つぎのような場合がある．

a 罰金以上の刑（罰金，禁錮，懲役，死刑）に処せられた者（判決の確定した者）
b aのほか，臨床工学技士の業務に関し犯罪又は不正の行為があった者
c 心身の障害により業務を適正に行うことができない者
d 麻薬・大麻・あへんの中毒者

このような場合は，国家試験に合格しても，厚生労働大臣の判断によって免許を与えないことがある．（法第4条）．上記cについては，具体的には視覚，聴覚，音声機能若しくは言語機能又は精神の機能の障害により業務を適正に行うに当たって必要な認知，判断及び意思疎通を適切に行うことができない者であり，免許を与えるかどうかを判断するに当たっては，その者が現に利用している障害を補う手段又はその者が現に受けている治療等により障害が補われ又は障害の程度が軽減されている状況を考慮するものとすることとしている（臨床工学技士法施行規則第1条，第2条）．また免許取得後このような者になったときには，厚生労働大臣は場合に応じて免許を取り消し，又は一定期間臨床工学技士の名称の使用の停止を命じることができる（法第8条第1項）．取消しの場合はもちろんであるが，名称の使用を命ぜられている者も，臨床工学技士が行うことのできる業務独占行為である生命維持管理装置の操作業務を行うことはできない（法第37条第2項）．

なお，免許を申請した者が障害者に係る欠格事由に該当すると認め，免許を与えないこととするときは，あらかじめ当該申請者にその旨を通知し，その求めがあったときは，厚生労働大臣の指定する職員をしてその意見を聴取させなければならないものとされている（法第7条）．

他方，欠格事由に該当して処分を取り消された者であっても，取消しの理由となった事項に該当しなくなったときや，その後の事情により適当であると認められるに至ったときは，再免許を与えることができる（法第8条第2項）．

4.4 医療法

4.4.1 医療に関する基本的事項

医療施設に関する法律の中心的なものは，医療法である．医療法の目的は医療を受ける者による医療に関する適切な選択を支援するために必要な事項，医療の安全を確保するために必要な事項，病院，診療所及び助産所の開設及び管理に関し必要な事項並びにこれらの施設の整備並びに医療提供施設相互間の機能の分担及び業務の連携を推進するために必要な事項を定めること等により，医療を受ける者の利益の保護及び良質かつ適切な医療を効率的に提供する体制の確保を図り，もつて国民の健康の保持に寄与することを目的とする．

医療法では，医療提供の理念について，「生命の尊重と個人の尊厳の保持を旨とし，医師，歯科医師，薬剤師，看護師その他の医療の担い手と医療を受ける者との信頼関係に基づき，および医療を受ける者の心身の状況に応じて行われる」としている．また「単に治療のみならず，疾病の予防のための措置およびリハビリテーションを含む良質かつ適切なものでなければならない」としている．

さらに医療は，「個人自らの健康の保持のための努力を基礎として，病院，診療所，介護老人保健施設，調剤を実施する薬局，その他の医療を提供する施設，医療を受ける者の居宅等において，医療提供施設の機能に応じ効率的かつ，福祉サービスその他の関連するサービスとの有機的な連携を図りつつ提供されなければならない」とされている（医療法第1条の2）．特に最近は，在宅医療，訪問看護等が増加し，在宅自己腹膜灌流（CAPD），在宅人工呼吸療法（HMV）等も広く行われている．

4.4.2 医療施設の法 (1.2.5〔1〕, 2.3.2項参照)

〔1〕 医療施設の種類

医療提供施設には，病院，診療所，介護老人保健施設等がある．

病院，診療所は，医師（歯科医師）が，公衆又は特定多数人のために医業

（歯科医業）をなす場所である。このうち，患者20人以上の収容施設を有するものを病院といい，患者19人以下の収容施設を有するか，患者の収容施設を有しないものを診療所という（医療法第1条の5）。病院又は診療所でないものは紛らわしい名称をつけてはならない（医療法第3条）。

　病院のうち地域医療を確保するため他の病院・診療所への支援等を行う病院は，知事の許可を得て，地域医療支援病院と称することができる（医療法第4条）。また，病院のうち，医科大学附属病院など高度の医療提供，高度の医療技術開発，高度医療の研修等の能力を有するものは，厚生労働大臣の承認を得て，特定の機能病院と称することができる（医療法第4条の2）。

　病院の病床（ベッド）には，一般病床，精神病床，感染症病床，結核病床，療養病床等の種別がある。

　介護老人保健施設は介護保険法の規定によるもので，4.5〔2〕に述べる要介護認定者に対して，看護，医学的管理の下における介護および機能訓練その他必要な医療を行うとともに，その日常生活上の世話を行うことを目的とする施設である。

〔2〕 **医療施設の開設**

　病院の開設には，都道府県知事の許可を受けなければならない。診療所の開設は，開設者が医師（歯科医師）の場合には届け出でよいが，それ以外の場合および診療所に療養病床群を設けるときには都道府県知事の許可を受けなければならない（医療法第7条第1項，同第3項，第8条）。病院は，患者数等によって定まる人員（医師，歯科医師，看護師等）と，一定の施設（手術室，処置室，臨床検査施設等）および診療に関する諸記録を有しなければならない（医療法第21条）。

　なお，特に医師法では，医師は診療に関する事項を診療録に記載し保存することとされている。営利を目的として病院等を開設しようとする者に対しては，知事は開設許可を与えないものとされ，医療機関の開設に当たっては非営利性の考え方が取り入れられている（医療法第7条第5項）。他方，都道府県は，医療圏域および圏域ごとの必要病床数，医療従事者の確保等を定めた医療

計画を策定することとなっている。圏域内の病床数が必要病床数を超えている場合には，都道府県知事は病院の開設や病床の増加を行おうとする者に対して勧告を行うことができる（医療法第 30 条の 3，第 30 条の 7）。

〔3〕 **医療施設の管理**

病院，診療所の開設者は，臨床研修を修了した医師（歯科医師）にこれを管理させなければならない（医療法第 10 条）。管理者は，従業員を監督し，その業務遂行に欠けることのないよう必要な注意をしなければならない（医療法第 15 条）。

病院の管理者は，病院に医師を宿直させなければならない（医療法第 16 条）。病院の管理者は医師の業務や患者の入院に著しい影響を与える業務を委託するときは，省令に定める基準に適合するものに委託しなければならない（医療法第 15 条の 2）。これらの業務には医療機器の滅菌，消毒や特定の医療機器の保守点検作業が含まれる。

〔4〕 **説明および広告**

医療法では，医療従事者は「医療を提供するに当たり，適切な説明を行い，医療を受ける者の理解を得るよう努めなければならない」と，インフォームド・コンセントの考え方が取り入れられた（医療法第 1 条の 4 第 2 項）。

したがって，患者は，緊急で生命の危険がある場合等の例外を除き，医療行為について説明を受け，同意又は不同意とする権利を有している。特に入院患者については，担当医師は治療計画についての書面を作成，交付し，説明を行わなければならない。

つぎに，医業（歯科医業）又は病院，診療所に関しては，方法を問わず，一定の事項以外は広告してはならない（医療法第 6 条の 5）。

他方，病院または診療所の管理者は，院内掲示として，管理者氏名，診療従事医師（歯科医師）氏名，診療日，診療時間等を院内に見やすいように掲示しなければならない（医療法第 14 条の 2）。

〔5〕 **医療の安全確保**

病院等の管理者は，医療の安全を確保するため，院内感染対策，医療機器の

安全管理のため，指針の整備，委員会の開催，職員研修，事故報告等の改善方策を実施しなければならない（医療法第6条の9）．

4.5 その他の法

〔1〕 薬 事 法

薬事法は，医薬品，医薬部外品，化粧品および医療機器の品質，有効性および安全性の確保のため必要な規制を行うこと等を目的とする（薬事法第1条）．

薬事法では医療機器は，障害が生じた場合の人の生命，健康への影響に応じて，「高度管理医療機器」「管理医療機器」「一般医療機器」の三段階に分類されている．例えば植え込み型ペースメーカや人工呼吸器などは「高度管理医療機器」に分類される．またこの分類とは別に，保守点検，修理に専門的知識・技能を必要とする医療機器は「特定保守管理医療機器」とされている（薬事法第2条）．

医薬品・医療機器の製造販売業者等は，厚生労働大臣の業の許可及び医薬品・医療機器の品目の承認，独立行政法人医薬品医療機器総合機構による新医薬品・新医療機器の審査，再評価を受けなければならない（薬事法第12条，第13条，第14条～第14条の7）．また，薬局，医薬品販売業者は，都道府県知事の許可が必要である（薬事法第4条，第24条）．「高度管理医療機器」及び「特定保守管理医療機器」の販売業者は都道府県知事の許可が必要であり，それ以外の「管理医療機器」の販売業者は都道府県知事への届け出が必要である（薬事法第39条等）．

なお，薬事法以外に，毒物・劇物の取締りについては毒物および劇物取締法が，麻薬・向精神薬の取締りについては麻薬および向精神薬取締法が定められている．

〔2〕 **医療保険制度・介護保険制度**（1.2.5〔3〕**参照**）

我が国では国民皆保険制度が行われており，全国民が健康保険制度又は国民健康保険制度等の社会保険における被保険者又は被扶養者として，療養の給付を受けることができる．なお，75歳以上の後期高齢者については，都道府県

単位の広域連合による医療制度（長寿医療制度）により行われている。

療養の給付は，健康保険制度等にあっては保険医療機関が，国民健康保険制度にあっては療養取扱機関が行っており，診療は保険医又は国民健康保険医によって行われる。医療費の額（診療報酬）は厚生労働大臣の告示によって定められた価格により算定することになっている。なお，結核，難病患者等に対しては，医療保険以外に公費負担制度による医療費の支給が行われている。

また，高齢化等を背景に平成12年度から介護保険制度が導入されている。この制度では65歳以上の（または40歳以上で加齢に起因する疾病による）要介護者等に対し，市町村が審査会の判定結果に基づき要介護認定を行い，介護支援専門員（ケアマネージャー）（又は本人）が介護支援計画（ケアプラン）を作成した後，サービスを給付する。給付サービスの内容は，施設サービスについては介護老人保健施設等への入所，在宅サービスについては訪問看護，訪問・通所リハビリテーション等である。

演習問題

【1】 臨床工学技士の取り扱う生命維持管理装置でないのはどれか。
 1．直流除細動装置　　2．血液透析装置　　3．人工呼吸装置
 4．超音波診断装置　　5．体外式心臓ペースメーカー

【2】 臨床工学技士が操作を行うことができるのはどれか。
 1．治療用エックス線装置　　2．体外式心臓ペースメーカー
 3．高気圧治療装置　　4．結石破砕器　　5．レーザメス

【3】 医師の指示のもとに臨床工学技士が行うことのできるのはどれか。
 1．人工呼吸回路の気管カニューレからの除去　　2．気管内挿管
 3．大動脈内バルーンポンプカテーテルの血管への挿入
 4．血液浄化装置の穿刺針のシャントへの接続
 5．導出電極の皮膚への装着

【4】 たとえ医師の指示があっても，臨床工学技士が行ってはならない業務はどれか。

1．気管内挿管　　　　　2．血液浄化装置の穿刺針のシャントへの接続
3．導出電極の皮膚への接続　4．人工呼吸用マスクの患者への接続
5．人工心肺装置用カニューレの血管への接続

【5】臨床工学技士の行為で誤っているのはどれか。
1．医師の指示のもとに生命維持管理装置を操作する。
2．医療に従事する者として他の医療関係者と緊密な連携を図る。
3．患者の体温，血圧等から患者の状況が正常か異常かを単独で診断する。
4．患者と共同してその病気を治すように努力する。
5．自己の医療行為に法的責任を負う。

【6】正しいのはどれか。
1．医師の誤った指示で臨床工学技士が装置を操作したために発生した事故に対し，臨床工学技士は法的責任を必ず免れる。
2．看護師が生命維持管理装置を操作することは，臨床工学技士法に触れる。
3．臨床工学技士に対する行政上の処分は，必ず民事・刑事上の責任と直接関係して行われる。
4．臨床工学技士が機械の操作を誤って患者に被害を与えた場合，民事上の責任を問われることがある。
5．故意でなくても，誤って患者に被害を与えた場合には，刑事上の責任を問われることがある。

【7】臨床工学技士の職務について誤っているのはどれか。
1．ME機器の性能の十分な活用と安全を図ることが職務である。
2．医療行為には医師の指示が必要であるが，業務上のデータや状況は医師の求めがあったときにのみ報告すべきである。
3．業務上の医療過誤に対しては直接の責任を負わなければならない。
4．高度に専門的な職種であるが，業務に当たって看護師や臨床検査技師など他の医療関係者と密接な連携をとるべきである。
5．医療機器に関連する事故ついては病院に報告しなければならない。

【8】臨床工学技士として適切でないのはどれか。
1. 生命維持管理装置を身体へ接続する際に苦痛がないかを患者に尋ねた。
2. 生命維持管理装置について説明を求められ医師の指示に基づき対応した。
3. 患者の病気の予後について，できる限り詳しく本人に教えるよう努めた。
4. 患者の会社の上司に対し患者の病状をありのままに詳しく説明した。
5. 臨床工学技士としての仕事をやめた後も患者の秘密を守り通した。

【9】医療従事者のとるべき態度について適切でないのはどれか。
1. 業務中に知り得た患者の秘密はその死後といえども他人に漏らさない。
2. 患者の理解が得られにくい場合でも，本人への説明と同意は必要である。
3. 患者の社会的立場や家庭環境を十分に考慮して患者に接する。
4. 医療は患者に施し与えるものであるから，医療従事者が患者と対等の立場をとることはできる限り避ける。
5. 患者の不安に満ちた，とかく弱くなりがちな心を励まし助けていく愛情と心配りをもって業務を行う。

【10】資格と法律の組合せで正しいのはどれか。
1. 医師—医療法　　2. 薬剤師—薬事法　　3. 保健師—地域保健法
4. 精神保健福祉士—精神保健及び精神障害者福祉に関する法律
5. 管理栄養士—栄養士法

【11】医療法・薬事法について誤っているのはどれか。
1. 植え込み式ペースメーカの販売には，知事の許可が必要である。
2. 診療に関する記録を備えておかなければならない。
3. 病院は営利を目的として開設される。
4. 病床20床以上を有する医療機関の開設には，知事の許可が必要である。
5. 特定機能病院は高度医療の提供等を行う。

【12】法律が定める事項について誤っている組合せはどれか。

1. 薬事法—医療機器の品質・有効性・安全性確保
2. 健康保険法—医療費の額の算定
3. 医療法—病院・診療所の開設
4. 医師法—診療録の記載
5. 介護保険法—生活保護

臨床工学技士法 (昭和62.6.2 法律60)

第1章 総則

(目的)
第1条 この法律は，臨床工学技士の資格を定めるとともに，その業務が適正に運用されるように規律し，もつて医療の普及及び向上に寄与することを目的とする。

(定義)
第2条 この法律で「生命維持管理装置」とは，人の呼吸，循環又は代謝の機能の一部を代替し，又は補助することが目的とされている装置をいう。

2 この法律で「臨床工学技士」とは，厚生労働大臣の免許を受けて，臨床工学技士の名称を用いて，医師の指示の下に，生命維持管理装置の操作(生命維持管理装置の先端部の身体への接続又は身体からの除去であつて政令で定めるものを含む。以下同じ。)及び保守点検を行うことを業とする者をいう。

＊第2項の「政令」＝令1

第2章 免許

(免許)
第3章 臨床工学技士になろうとする者は，臨床工学技士国家試験(以下「試験」という。)に合格し，厚生労働大臣の免許(以下「免許」という。)を受けなければならない。

＊「免許」の申請＝規則1の3・9Ⅰ

(相対的欠格事由)
第4条 次の各号のいずれかに該当する者には，免許を与えないことがある。
一 罰金以上の刑に処せられた者
二 前号に該当する者を除くほか，臨床工学技士の業務に関し犯罪又は不正の行為があつた者

三 心身の障害により臨床工学技士の業務を適正に行うことができない者として厚生労働省令で定めるもの
四 麻薬・大麻若しくはあへんの中毒者
＊「厚生労働省令」＝規則1

（臨床工学技士名簿）
第5条 厚生労働省に臨床工学技士名簿を備え，免許に関する事項を登録する。
＊名簿の登録事項＝規則2　名簿の訂正＝規則3・9Ⅰ

（登録及び免許証の交付）
第6条 免許は，試験に合格した者の申請により臨床工学技士名簿に登録することによつて行う。
2 厚生労働大臣は，免許を与えたときは，臨床工学技士免許証を交付する。
＊「登録」の消除＝規則4・8Ⅰ　「免許証」の様式＝規則5　「免許証」の書換え交付申請＝規則6　「免許証」の再交付申請＝規則7・9Ⅱ　「免許証」の返納＝規則8

（意見の聴取）
第7条 厚生労働大臣は，免許を申請した者について，第4条第三号に掲げる者に該当すると認め，同条の規定により免許を与えないこととするときは，あらかじめ，当該申請者にその旨を通知し，その求めがあつたときは，厚生労働大臣の指定する職員にその意見を聴取させなければならない。

（免許の取消し等）
第8条 臨床工学技士が第4条各号のいずれかに該当するに至つたときは，厚生労働大臣は，その免許を取り消し，又は期間を定めて臨床工学技士の名称の使用の停止を命ずることができる。
2 前項の規定により免許を取り消された者であつても，その者がその取消しの理由となつた事項に該当しなくなつたとき，その他その後の事情により再び免許を与えるのが適当であると認められるに至つたときは，再免許を与えることができる。この場合においては，第6条の規定を準用する。
＊免許証の返納＝規則8Ⅱ　第2項の罰則＝法48一

（省令への委任）
第9条 この章に規定するもののほか，免許の申請，臨床工学技士名簿の登録，訂正及び消除並びに臨床工学技士免許証の交付，書換え交付，再交付，返納及び提出に関し必要な事項は，厚生労働省令で定める。
＊「厚生労働省令」＝規則1～9

第3章 試験

(試験の目的)
第10条 試験は，臨床工学技士として必要な知識及び技能について行う。
＊試験科目＝規則10

(試験の実施)
第11条 試験は，毎年1回以上，厚生労働大臣が行う。
＊試験施行期日等の公告＝規則11

(臨床工学技士試験委員)
第12条 試験の問題の作成及び採点を行わせるため，厚生労働省に臨床工学技士試験委員（次項及び次条において「試験委員」という。）を置く。
2　試験委員に関し必要な事項は，政令で定める。
＊第2項の「政令」＝令2

(不正行為の禁止)
第13条 試験委員は，試験の問題の作成及び採点について，厳正を保持し不正の行為のないようにしなければならない。
＊罰則＝法43

(受験資格)
第14条 試験は，次の各号のいずれかに該当する者でなければ，受けることができない。
　一　学校教育法（昭和22年法律第26号）第56条第1項の規定により大学に入学することができる者（この号の規定により文部科学大臣の指定した学校が大学である場合において，当該大学が同条第2項の規定により当該大学に入学させた者を含む。）で，文部科学大臣が指定した学校又は厚生労働大臣が指定した臨床工学技士養成所において，3年以上臨床工学技士として必要な知識及び技能を修得したもの
　二　学校教育法に基づく大学若しくは高等専門学校，旧大学令（大正7年勅令第388号）に基づく大学又は厚生労働省令で定める学校，文教研修施設若しくは養成所において2年（高等専門学校にあつては，5年）以上修業し，かつ，厚生労働大臣の指定する科目を修めた者で，文部科学大臣が指定した学校又は厚生労働大臣が指定した臨床工学技士養成所において，1年以上臨床工学技士として必要な知識及び技能を修得したもの
　三　学校教育法に基づく大学若しくは高等専門学校，旧大学令に基づく大学又は厚生労働省令で定める学校，文教研修施設若しくは養成所において一年（高等

専門学校にあつては，4年）以上修業し，かつ，厚生労働大臣の指定する科目を修めた者で，文部科学大臣が指定した学校又は厚生労働大臣が指定した臨床工学技士養成所において，2年以上臨床工学技士として必要な知識及び技能を修得したもの
四　学校教育法に基づく大学（短期大学を除く。）又は旧大学令に基づく大学において厚生労働大臣が指定する科目を修めて卒業した者
五　外国の生命維持管理装置の操作及び保守点検に関する学校若しくは養成所を卒業し，又は外国で臨床工学技士の免許に相当する免許を受けた者で，厚生労働大臣が前各号に掲げる者と同等以上の知識及び技能を有すると認定したもの

＊第一号の「文部科学大臣が指定」＝臨床工学技士法第14条第一号の規定に基づく臨床工学技士学校の指定　「厚生労働大臣が指定」＝臨床工学技士法第14条第一号及び附則第2条の規定に基づく臨床工学技士養成所の指定　第二号の「厚生労働省令」＝規則13　「厚生労働大臣の指定する科目」＝臨床工学技士法第14条第二号の規定に基づく厚生労働大臣の指定する科目　「文部科学大臣が指定」＝臨床工学技士法第14条第二号の規定に基づく学校の指定　「厚生労働大臣が指定」＝臨床工学技士法第14条第二号の規定に基づく臨床工学技士養成所の指定　第三号の「厚生労働省令」＝規則14　「厚生労働大臣の指定する科目」＝臨床工学技士法第14条第三号の規定に基づく厚生労働大臣の指定する科目　第四号「厚生労働大臣が指定する科目」＝臨床工学技士法第14条第四号の規定に基づく厚生労働大臣の指定する科目　受験の申請＝規則12・17　合格証書の交付＝規則15　合格証明書の交付及び手数料＝規則16・17　「学校」又は「臨床工学技士養成所」の指定＝臨床工学技士学校養成所指定規則　「受験資格」の特例＝法附則2～4

（試験の無効等）
第15条　厚生労働大臣は，試験に関して不正の行為があつた場合には，その不正行為に関係のある者に対しては，その受験を停止させ，又はその試験を無効とすることができる。
2　厚生労働大臣は，前項の規定による処分を受けた者に対し，期間を定めて試験を受けることができないものとすることができる。

（受験手数料）
第16条　試験を受けようとする者は，実費を勘案して政令で定める額の受験手数料を国に納付しなければならない。
2　前項の受験手数料は，これを納付した者が試験を受けない場合においても，返還しない。
　　＊第1項の「政令」＝令3　手数料の納入方法＝規17

（指定試験機関の指定）
第17条　厚生労働大臣は，厚生労働省令で定めるところにより，その指定する者（以下「指定試験機関」という。）に，試験の実施に関する事務（以下「試験事務」という。）を行わせることができる。

2　指定試験機関の指定は，厚生労働省令で決めるところにより，試験事務を行おうとする者の申請により行う。
3　厚生労働大臣は，他に指定を受けた者がなく，かつ，前項の申請が次の要件を満たしていると認めるときでなければ，指定試験機関の指定をしてはならない。
　一　職員，設備，試験事務の実施の方法その他の事項についての試験事務の実施に関する計画が，試験事務の適正かつ確実な実施のために適切なものであること。
　二　前号の試験事務の実施に関する計画の適正かつ確実な実施に必要な経理的及び技術的な基礎を有するものであること。
4　厚生労働大臣は，第2項の申請が次のいずれかに該当するときは，指定試験機関の指定をしてはならない。
　一　申請者が，民法（明治29年法律第89号）第34条の規定により設立された法人以外の者であること。
　二　申請者が，その行う試験事務以外の業務により試験事務を公正に実施することができないおそれがあること。
　三　申請者が，第30条の規定により指定を取り消され，その取消しの日から起算して2年を経過しない者であること。
　四　申請者の役員のうちに，次のいずれかに該当する者があること。
　　イ　この法律に違反して，刑に処せられ，その執行を終わり，又は執行を受けることがなくなつた日から起算して2年を経過しない者
　　ロ　次条第2項の規定による命令により解任され，その解任の日から起算して2年を経過しない者
　＊第1項の「厚生労働省令」＝規則18～31　「指定」＝臨床工学技士法第17条第1項の規定に基づく指定試験機関　第2項の「厚生労働省令」＝規則18　「指定試験機関」の名称の変更等の届出＝規則19

（指定試験機関の役員の選任及び解任）
第18条　指定試験機関の役員の選任及び解任は，厚生労働大臣の許可を受けなければ，その効力を生じない。
2　厚生労働大臣は，指定試験機関の役員が，この法律（この法律に基づく命令又は処分を含む。）若しくは第20条第1項に規定する試験事務規程に違反する行為をしたとき，又は試験事務に関し著しく不適当な行為をしたときは，指定試験機関に対し，当該役員の解任を命ずることができる。
　＊「認可」の申請＝規則20

（事業計画の認可等）
第19条　指定試験機関は，毎事業年度，事業計画及び収支予算を作成し，当該事業

年度の開始前に（指定を受けた日の属する事業年度にあつては，その指定を受けた後遅滞なく），厚生労働大臣の認可を受けなければならない。これを変更しようとするときも，同様とする。
2　指定試験機関は，毎事業年度の経過後3月以内に，その事業年度の事業報告書及び収支決算書を作成し，厚生労働大臣に提出しなければならない。
　　＊「認可」の申請＝規則21

（試験事務規程）

第20条　指定試験機関は，試験事務の開始前に，試験事務の実施に関する規程（以下「試験事務規程」という。）を定め，厚生労働大臣の認可を受けなければならない。これを変更しようとするときも，同様とする。
2　試験事務規程で定めるべき事項は，厚生労働省令で定める。
3　厚生労働大臣は，第1項の認可をした試験事務規程が試験事務の適正かつ確実な実施上不適当となつたと認めるときは，指定試験機関に対し，これを変更すべきことを命ずることができる。
　　＊「認可」の申請＝規則22　第2項の「厚生労働省令」＝規則23

（指定試験機関の臨床工学技士試験委員）

第21条　指定試験機関は，試験の問題の作成及び採点を臨床工学技士試験委員（次項から第4項まで，次条及び第24条第1項において「試験委員」という。）に行わせなければならない。
2　指定試験機関は，試験委員を選任しようとするときは，厚生労働省令で定める要件を備える者のうちから選任しなければならない。
3　指定試験機関は，試験委員を選任したときは，厚生労働省令で定めるところにより，厚生労働大臣にその旨を届け出なければならない。試験委員に変更があつたときも，同様とする。
4　第18条第2項の規程は，試験委員の解任について準用する。
　　＊第2項の「厚生労働省令」＝規則24　第3項の「厚生労働省令」＝規則25

第22条　試験委員は，試験の問題の作成及び採点について，厳正を保持し不正の行為のないようにしなければならない。
　　＊罰則＝法43

（受験の停止等）

第23条　指定試験機関が試験事務を行う場合において，指定試験機関は，試験に関して不正の行為があつたときは，その不正行為に関係のある者に対しては，その受験を停止させることができる。
2　前項に定めるもののほか，指定試験機関が試験事務に行う場合における第15条及び第16条第1項の規定の適用については，第15条第1項中「その受験を停止

させ，又はその試験」とあるのは「その試験」と，同条第2項中「前項」とあるのは「前項又は第23条第1項」と，第16条第1項中「国」とあるのは「指定試験機関」とする。
3　前項の規程により読み替えて適用する第16条第1項の規定により指定試験機関に納められて受講手数料は，指定試験機関の収入とする。

（秘密保持義務等）
第24条　指定試験機関の役員若しくは職員（試験委員を含む。次項において同じ。）又はこれらの職にあつた者は，試験事務に関して知り得た情報を漏らしてはならない。
2　試験事務に従事する指定試験機関の役員又は職員は，刑法（明治40年法律第45号）その他の罰則の適用については，法令により公務に従事する職員とみなす。
　　＊第1項　罰則＝法44

（帳簿の備付け等）
第25条　指定試験機関は，厚生労働省令で定めるところにより，試験事務に関する事項で厚生労働省令で定めるものを記載した帳簿を備え，これを保存しなければならない。
　　＊「厚生労働省令で定めるところ」＝規則26Ⅱ　「厚生労働省令で定めるもの」＝規則26Ⅰ　罰則＝法49

（監督命令）
第26条　厚生労働大臣は，この法律を施行するため必要があると認めるときは，指定試験機関に対し，試験事務に関し監督上必要な命令をすることができる。

（報告）
第27条　厚生労働大臣は，この法律を施行するため必要があると認めるときは，その必要な限度で，厚生労働省令で定めるところにより，指定試験機関に対し，報告をさせることができる。
　　＊「厚生労働省令」＝規則27・28　罰則＝法49二

（立入検査）
第28条　厚生労働大臣は，この法律を施行するため必要があると認めるときは，その必要な限度で，その職員に，指定試験機関の事務所に立ち入り，指定試験機関の帳簿，書類その他必要な物件を検査させ，又は関係者に質問させることができる。
2　前項の規定により立入検査を行う職員は，その身分を示す証明書を携帯し，かつ，関係者の請求があるときは，これを提示しなければならない。
3　第1項に規定する権限は，犯罪捜査のために認められたものと解釈してはならない。

*第1項　罰則＝法49三

(試験事務の休廃止)

第29条　指定試験機関は，厚生労働大臣の許可を受けなければ，試験事務の全部又は一部を休止し，又は廃止してはならない。

*「許可」の申請＝規則30　「試験事務」の引継ぎ等＝規則31　罰則＝法49四

(指定の取消し等)

第30条　厚生労働大臣は，指定試験機関が第17条第4項各号（第三号を除く。）のいずれかに該当するに至つたときは，その指定を取り消さなければならない。

2　厚生労働大臣は，指定試験機関が次の各号のいずれかに該当するに至つたときは，その指定を取り消し，又は期間を定めて試験事務の全部若しくは一部の停止を命ずることができる。

一　第17条第3項各号の要件を満たさなくなつたと認められるとき。

二　第18条第2項（第21条第4項において準用する場合を含む。），第20条第3項又は第26条の規定による命令に違反したとき。

三　第19条，第21条第1項から第3項まで又は前条の規定に違反したとき。

四　第20条第1項の認可を受けた試験事務規程によらないで試験事務を行つたとき。

五　次条第1項の条件に違反したとき。

*試験事務の引継ぎ等＝規則31　罰則＝法45

(指定等の条件)

第31条　第17条第1項，第18条第1項，第19条第1項，第20条第1項又は第29条の規定による指定，認可又は認可には，条件を付し，及びこれを変更することができる。

2　前項の条件は，当該指定，認可又は許可に係る事項の確実な実施を図るため必要な最小限度のものに限り，かつ，当該指定，認可又は許可を受ける者に不当な義務を課することとなるものであつてはならない。

第32条　削除

(指定試験機関がした処分等に係る不服申立て)

第33条　指定試験機関が行う試験事務に係る処分又はその不作為について不服がある者は，厚生労働大臣に対し，行政不服審査法（昭和37年法律第160号）による審査請求をすることができる。

(厚生労働大臣による試験事務の実施等)

第34条　厚生労働大臣は，指定試験機関の指定をしたときは，試験事務を行わないものとする。

2　厚生労働大臣は，指定試験機関が第29条の規定による許可を受けて試験事務の

全部若しくは一部を休止したとき，第30条第2項の規定により指定試験機関に対し試験事務の全部若しくは一部の停止を命じたとき，又は指定試験機関が天災その他の事由により試験事務の全部若しくは一部を実施することが困難となつた場合において必要があると認めるときは，試験事務の全部又は一部を自ら行うものとする。

＊「試験事務」の引継ぎ等＝規則31

（公示）

第35条 厚生労働大臣は，次の場合には，その旨を官報に公示しなければならない。
一　第17条第1項の規定による指定をしたとき。
二　第29条の規定による許可をしたとき。
三　第30条の規定により指定を取り消し，又は試験事務の全部若しくは一部の停止を命じたとき。
四　前条第2項の規定により試験事務の全部若しくは一部を自ら行うこととするとき，又は自ら行つていた試験事務の全部若しくは一部を行わないこととするとき。

（試験の細目等）

第36条 この章に定めるもののほか，試験科目，受験手続，試験事務の引継ぎその他試験及び指定試験機関並びに第14条第一号から第三号までの規定による学校又は臨床工学技士養成所の指定に関し必要な事項は，文部科学省令，厚生労働省令で定める。

＊「厚生労働省令」＝規則10～31，「文部科学省令，厚生労働省令」＝臨床工学技士学校養成所指定規則

第4章　業務等

（業務）

第37条 臨床工学技士は，保健師助産師看護師法（昭和23年法律第203号）第31条第1項及び第32条の規定にかかわらず，診療の補助として生命維持管理装置の操作を行うことを業とすることができる。

2　前項の規定は，第8条第1項の規定により臨床工学技士の名称の使用の停止を命ぜられている者については，適用しない。

（特定行為の制限）

第38条 臨床工学技士は，医師の具体的な指示を受けなければ，厚生労働省令で定める生命維持管理装置の操作を行つてはならない。

＊「厚生労働省令」＝規則32　罰則＝法46

（他の医療関係者との連携）

第39条 臨床工学技士は，その業務を行うに当たつては，医師その他の医療関係者

との緊密な連携を図り，適正な医療の確保に努めなければならない。

（秘密を守る義務）

第40条 臨床工学技士は，正当な理由がなく，その業務上知り得た人の秘密を漏らしてはならない。臨床工学技士でなくなつた後においても，同様とする。

＊罰則＝法47

（名称の使用制限）

第41条 臨床工学技士でない者は，臨床工学技士又はこれに紛らわしい名称を使用してはならない。

＊罰則＝法48二

（権限の委任）

第41条の2 この法律に規定する厚生労働大臣の権限は，厚生労働省令で定めるところにより，地方厚生局長に委任することができる。

2　前項の規定により地方厚生局長に委任された権限は，厚生労働省令で定めるところにより，地方厚生支局長に委任することができる。

（経過措置）

第42条 この法律の規定に基づき命令を制定し，又は改廃する場合においては，その命令で，その制定又は改廃に伴い合理的に必要と判断される範囲内において，所要の経過措置（罰則に関する経過措置を含む。）を定めることができる。

第5章　罰則

第43条　第13条又は第22条の規定に違反して，不正の採点をした者は，1年以下の懲役又は50万円以下の罰金に処する。

第44条　第24条の第1項の規定に違反した者は，1年以下の懲役又は50万円以下の罰金に処する。

第45条　第30条第2項の規定による試験事務の停止の命令に違反したときは，その違反行為をした指定試験機関の役員又は職員は，1年以下の懲役又は50万円以下の罰金に処する。

第46条　第38条の規定に違反した者は，6月以下の懲役若しくは30万円以下の罰金に処し，又はこれを併科する。

第47条　第40条の規定に違反した者は，50万円以下の罰金に処する。

2　前項の罪は，告訴がなければ公訴を提起することができない。

第48条　次の各号のいずれかに該当する者は，30万円以下の罰金に処する。

　一　第8条第1項の規定により臨床工学技士の名称の使用の停止を命ぜられた者で，当該停止を命ぜられた期間中に，臨床工学技士の名称を使用したもの。

　二　第41条の規定に違反した者

第49条 次の各号のいずれかに該当するときは，その違反行為をした指定試験機関の役員又は職員は，30万円以下の罰金に処する．
一 第25条の規定に違反して帳簿を備えず，帳簿に記載せず，若しくは帳簿に虚偽の記載をし，又は帳簿を保存しなかつたとき．
二 第27条の規定による報告をせず，又は虚偽の報告をしたとき．
三 第28条第1項の規定による立入り若しくは検査を拒み，妨げ，若しくは忌避し，又は質問に対して陳述をせず，若しくは虚偽の陳述をしたとき．
四 第29条の許可を受けないで試験事務の全部を廃止したとき．

附則（抄）

（施行期日）
第1条 この法律は，公布の日から起算して1年を超えない範囲内において政令で定める日〔昭63.4.1―昭63政令20による〕から施行する．
（以下略）

$$\begin{pmatrix} 令 ―臨床工学技士法施行令 \\ 規則―臨床工学技士法施行規則 \end{pmatrix}$$

臨床工学技士法施行令 （昭和63.2.23 政令 21）

（生命維持管理装置の身体への接続等）

第1条 臨床工学技士法（以下「法」という。）第2条第2項の政令で定める生命維持管理装置の先端部の身体への接続又は身体からの除去は，次のとおりとする。

一 人工呼吸装置のマウスピース，鼻カニューレその他の先端部の身体への接続又は身体からの除去（気管への接続又は気管からの除去にあつては，あらかじめ接続用に形成された気管の部分への接続又は当該部分からの除去に限る。）

二 血液浄化装置の穿刺針その他の先端部のシャントへの接続又はシャントからの除去

三 生命維持管理装置の導出電極の皮膚への接続又は皮膚からの除去

（臨床工学技士試験委員）

第2条 法第12条第1項の臨床工学技士試験委員（以下「委員」という。）は，臨床工学技士国家試験を行うについて必要な学識経験のある者のうちから，厚生労働大臣が任命する。

2 委員の数は，50人以内とする。

3 委員の任期は，2年とする。ただし，補欠の委員の任期は，前任者の残任期間とする。

4 委員は，非常勤とする。

（受験手数料）

第3条 法第16条第一項の政令で定める受験手数料の額は，30 900円とする。

附 則（抄）

（施行期日）

1 この政令は，法の施行の日（昭和63年4月1日）から施行する。

臨床工学技士業務指針

　近年の医療の高度化，専門分化等を背景として，チーム医療の円滑な推進は，より質の高い効率的，かつ，効果的な医療を提供する上で極めて重要になってきている。この業務指針は，臨床工学技士の諸業務及び業務の遂行に係る留意事項等を示し，以て臨床工学技士がその業務を適正に，かつ，医師，看護婦その他の医療関係職種と連携して，円滑に行うことができることを目的として定めるものである。
　なお，当指針は医療の発展や変容等に応じて，必要があれば適宜見直されるべきものであり，臨床工学技士の業務を定型化することを意図するものではない。

Ⅰ．業務全般にわたる留意事項

1．臨床工学技士は，医師の指示の下に生命維持管理装置の操作及び保守点検を行うことを業務とし，以て，医療の普及及び向上に寄与することを目的とする。
2．臨床工学技士は，生命維持管理装置の操作に関する専門技術者であることを十分認識し，最善の努力を払って業務を遂行するものとする。
3．臨床工学技士は，医療チームの一員として医師をはじめ看護師その他の医療関係職種と緊密に連携し，より円滑で効果的かつ全人的な医療を確保することに協力するものとする。
4．臨床工学技士は，患者の治療に関する検討会等への参加に当たっては，患者の身体状況の情報把握に努めると同時に，呼吸療法装置，人工心肺装置，血液浄化装置その他の生命維持管理装置の操作に関して必要とされる情報を提供するよう努めるものとする。
5．臨床工学技士は，患者又はその家族から生命維持管理装置として使用する機器等について説明を求められたときは，医師の指示に基づき適切に対応するものとする。ただし，患者の容態や治療内容について説明を求められたときは，その旨を医師に報告し，医師による対応を求めるものとする。
6．臨床工学技士は，生命維持管理装置の動向等に関する情報収集や，関連分野の知識等に関心を払うこと等を通して常に研鑽に励み，専門的な知識及び技術を保つように努めることが望ましい。
7．臨床工学技士は，業務の遂行に当たっては臨床工学技士法の趣旨を十分理解し，関連法規を遵守しなければならない。
8．臨床工学技士は，業務上知り得た秘密を正当な理由無くして他人に漏えいしてはならない。これは臨床工学技士でなくなった後でも同様とする。

Ⅱ．医師の指示に関する事項

9．臨床工学技士は，業務を適切に行うため，運転条件及び監視条件等について医師

の指示を受けなければならない。また，業務の遂行に当たり，疑義がある点についてはその都度医師に確認を求めるものとする。
10. 臨床工学技士は，生命維持管理装置の操作のうち次に該当するものを行おうとするときはこれらの操作に係る装置の運転条件（運転時間，運転速度その他設定又は変更を行うべき条件），監視条件（監視時間，監視項目その他設定又は変更を行うべき条件），薬剤，薬液及び酸素ガス等の投与量，投与方法及び投与時期について，書面等により医師のできる限り詳細な指示を受けなければならない。ただし，現に操作を行っている際に，医師の口頭による臨機応変の具体的な指示に従うときはこの限りではない。
　　１．身体への血液，気体又は薬剤の注入
　　２．身体からの血液又は気体の抜き取り（採血を含む。）
　　３．身体への電気的刺激の負荷

Ⅲ．**個別業務に関する事項**

　次に掲げるのは，臨床工学技士の主な業務であり，「呼吸治療」「人工心肺」「血液浄化」「手術室・ICU」「高気圧治療」「その他の治療業務（補助循環，除細動器，ペースメーカー）」「保守点検関連業務」に分類し，さらに時系列的に治療開始前の業務，治療開始から終了までの業務，治療終了後の業務及びその他の業務の4種類に分類した。そして，臨床工学技士は，総体として医師の指示の下にその業務を行わなければならないが，特に引き続く一連の業務の各段階で医師の指示を受けなければならない業務には○印を付し，Ⅱ-10に示した医師の具体的な指示を受けて行わなければならない法令上の特定の行為には◎印を付して示した。勿論それ以外の項目についても必要に応じて医師の指示を受けることにより，適正かつ円滑な業務の推進に努めることが望まれる。（なお，ここに掲げた業務はいずれも医師及び医師の指示の下に臨床工学技士，看護師及び准看護師が行えるものである。）また特記事項の項には，チーム医療を行う上で他の医療関係職種との関係において留意すべき点等を掲げてある。

呼吸治療業務

呼吸療法に関する業務

A．治療開始前

　　１．人工呼吸器，吸入療法機器及びその他人工呼吸装置として使用する機器・回路等の保守点検及びその記録
○　２．人工呼吸装置として使用する機器・回路等の確認

3．人工呼吸装置として使用する機器・回路等の準備
　　　4．人工呼吸装置の組立及び回路の洗浄
○　　5．人工呼吸装置の操作に必要な薬剤・治療材料の確認
　　　6．人工呼吸装置の操作に必要な薬剤・治療材料の準備
○　　7．呼吸療法の使用機器等の操作条件（監視条件を含む）の確認
○　　8．人工呼吸装置の始業点検

B．治療開始から終了まで

○　　1．人工呼吸装置の回路の先端部（コネクター部分）の気管内挿管チューブへの接続又は気管内挿管チューブからの除去
○　　2．人工呼吸装置の回路の先端部のあらかじめ接続用に形成された気管切開部（気管カニューレの挿入部分等）への接続又は気管切開部からの除去
○　　3．人工呼吸装置の回路の先端部（マスク，口腔内挿入用マウスピース及び鼻カニューレ等）の口，鼻への接続又は口，鼻からの除去
○　　4．呼吸訓練に使用する人工呼吸装置の操作
◎　　5．人工呼吸装置の運転条件及び監視条件（一回換気量，換気回数等）の設定及び変更
◎　　6．吸入薬剤及び酸素等の投与量の設定及び変更
　　　7．呼吸療法の使用機器等の操作に必要な監視機器の監視（人工呼吸装置の監視部分の監視）
○　　8．吸引及び吸引前の排痰の介助（人工呼吸装置の操作に限る）
　　　9．呼吸療法の使用機器等の操作及び監視機器の監視に関する記録

C．治療終了後

　　　1．人工呼吸器，吸入療法機器の消毒及び洗浄等

D．その他

　　　1．医師の確認を受けた呼吸訓練及び酸素療法に関する情報の患者への提供

E．特記事項

　　　1．気管内挿管及び気管カニューレの挿入及び設置又は除去は医師が行う。
　　　2．気管内及び気管挿管内吸引は医師又は医師の指示の下に看護師が行い，臨床工学技士は人工呼吸装置の接続部をつなぐ又ははずす等の操作を行う。気管内洗浄については洗浄行為自体は医師が行い，看護師，臨床工学技士は上記吸引に準じてこれを補助するものとする。
　　　3．吸引前の排痰手技（軽打法，バイブレーション機器を用いる方法等）は医師又は看護師が行い，臨床工学技士はその際人工呼吸装置の正常な作動状態を監視する。

4．呼吸訓練に際しての人工呼吸装置の操作に関する医師の指示は具体的に受けるようにし，医師，看護師及び理学療法士等と十分に連携した上業務を行う。

5．医師の決めた人工呼吸装置の操作条件及び薬剤の投与量等に従い，臨床工学技士はこれらの条件等の設定及び変更を行う。こうした指示については操作前に医師から受ける指示の他，操作中の指示についても，できる限り具体的に受けなければならない。

6．治療開始前に，人工呼吸装置の操作に必要な薬剤・治療材料及び使用する機器等の操作条件（監視条件を含む）の確認を医師から受けている場合であっても，業務を遂行するに当たり機器等の操作に関して疑義のある点については治療に先立ち，改めて医師の最終確認を受けなければならない。

7．身体に直接針を穿刺して行う血管からの採血及び血管内への輸血等を，臨床工学技士は行ってはならない。血管カテーテルが単独で留置されている場合にあっても同様である。

8．呼吸治療業務の対象と考えられる機器は人工呼吸器，吸入療法機器，酸素テント，給湿器，酸素濃縮器，気体流量計，酸素濃度計及び監視機器等である。

人工心肺業務

A．治療開始前
1．人工心肺装置として使用する機器・回路等の保守点検及びその記録
○ 2．人工心肺装置として使用する機器・回路（充填液を含む）等の確認
3．人工心肺装置として使用する機器・回路（充填液を含む）等の準備
4．人工心肺装置の組立及び回路の洗浄・充填
○ 5．人工心肺装置の操作に必要な薬剤・治療材料の確認
6．人工心肺装置の操作に必要な薬剤・治療材料の準備
○ 7．人工心肺装置の操作条件（監視条件を含む）の確認
○ 8．人工心肺装置の始業点検

B．治療開始から終了まで
○ 1．人工心肺装置の先端部（接続用部分）のあらかじめ術野に固定されたカニューレの末端への接続又はカニューレの末端からの除去
◎ 2．人工心肺装置の運転条件（血液流量，送吹ガス等）及び監視条件の設定及び変更
◎ 3．血液，補液及び薬剤の投与量の設定及び変更
4．人工心肺装置の操作に必要な監視機器の監視（血液温，体温，心電図，脈管内圧，心拍出量，血行動態等）

◎ 5．人工心肺装置の操作に必要な人工心肺装置からの採血
　6．人工心肺装置の操作及び監視に関する記録

C．治療終了後
　1．人工心肺装置の消毒及び洗浄等
　2．医師への体外循環終了及び必要事項（抗凝固剤および中和剤量等を含む）の報告

D．その他
　1．医師の行う術前患者の回診及び術前症例検討会への参加

E．特記事項
　1．身体（術野）側のカニューレはすべて医師により身体に接続・固定される。
　2．医師の決めた人工心肺装置の操作条件及び薬剤の投与量等に従い，臨床工学技士はこれらの条件等の設定及び変更を行う。こうした指示については操作前に医師から受ける指示の他，操作中の指示についても，できる限り具体的に受けなければならない。
　3．治療開始前に，人工心肺装置の操作に必要な薬剤・治療材料及び使用する機器等の操作条件（監視条件を含む）の確認を医師から受けている場合であっても，業務を遂行するに当たり機器等の操作に関して疑義のある点については治療に先立ち，改めて医師の最終確認を受けなければならない。
　4．回診や術前検討会に際しては，医師又はその他の医療関係職種が必要とする情報の提供を十分に行う。
　5．身体に直接針を穿刺して行う血管からの採血及び血管内への輸血等を，臨床工学技士は行ってはならない。血管カテーテルが単独で留置されている場合にあっても同様である。
　6．人工心肺業務の対象となる装置は，人工心肺装置，冠灌流装置，拍動流生成装置，血液冷却装置等である。

血液浄化業務

A．治療開始前
　1．血液浄化装置として使用する機器・回路等の保守点検及びその記録
○ 2．血液浄化装置として使用する機器・回路（充塡液を含む）等の確認
　3．血液浄化装置として使用する機器・回路（充塡液を含む）等の準備
　4．血液浄化装置の組立及び回路の洗浄・充塡
○ 5．血液浄化装置の操作に必要な薬剤・治療材料（透析液及び置換液等の濃度調整を含む）の確認

6．血液浄化装置の操作に必要な薬剤・治療材料（透析液及び置換液等の濃度調整を含む）の準備
○　7．血液浄化装置の操作条件（監視条件を含む）の確認
○　8．血液浄化装置の始業点検

B．治療開始から終了まで

○　1．血液浄化装置の先端部（穿刺針）の内シャントへの穿刺及び内シャントからの抜去
○　2．血液浄化装置の先端部（回路チューブの接続用部分）の外シャント及びあらかじめ身体に設置されたカテーテルへの接続及び当該部分からの除去
◎　3．血液浄化装置の運転条件（血液流量，送血圧，限外濾過圧等）及び監視条件の設定及び変更
◎　4．血液，補液及び薬剤の投与量の設定及び変更
　　5．血液浄化装置の操作に必要な監視機器の監視（血液流量，送血圧，限外濾過圧等）
◎　6．血液浄化装置の操作に必要な血液浄化装置からの採血
　　7．血液浄化装置の操作及び監視に関する記録

C．治療終了後

　　1．血液浄化装置の消毒及び洗浄等

D．その他

○　1．血液浄化装置の接続及び除去に当たっての消毒及び止血等の処置

E．特記事項

　　1．血液浄化装置としては血液透析，血液濾過，血液透析濾過，血液吸着，プラズマフェレーシス等の業務に使用する装置が考えられる。
　　2．医師の決めた血液浄化装置の操作条件及び薬剤の投与量等に従い，臨床工学技士はこれらの条件等の設定及び変更を行う。こうした指示については操作前に医師から受ける指示の他，操作中の指示についても，できる限り具体的に受けなければならない。
　　3．治療開始前に，血液浄化装置の操作に必要な薬剤・治療材料及び使用する機器等の操作条件（監視条件を含む）の確認を医師から受けている場合であっても，業務を遂行するに当たり機器等の操作に関して疑義のある点については治療に先立ち，改めて医師の最終確認を受けなければならない。
　　4．腹膜透析装置，腹水濃縮濾過装置の業務は血液浄化装置の業務に準ずる。
　　5．腹膜透析用のカテーテル等が必要な時は，あらかじめ医師がそれを設置する。
　　6．身体に直接針を穿刺して行う血管からの採血及び血管内への輸血等を，臨床

工学技士は行ってはならない。血管カテーテルが単独で留置されている場合にあっても同様である。

手術室・ICU での業務

手術室に関する業務

A． 治療開始前
 1．使用する生命維持管理装置の保守点検及びその記録
○ 2．使用する生命維持管理装置（回路等を含む）の確認
 3．使用する生命維持管理装置（回路等を含む）の準備
 4．使用する生命維持管理装置の組立及び回路の洗浄・充填
○ 5．使用する生命維持管理装置の操作に必要な薬剤・治療材料の確認
 6．使用する生命維持管理装置の操作に必要な薬剤・治療材料の準備
○ 7．使用する生命維持管理装置の操作条件（監視条件を含む）の確認
○ 8．使用する生命維持管理装置の始業点検

B． 治療開始から終了まで
◎ 1．生命維持管理装置の操作条件及び監視条件の設定及び変更

C． 治療終了後
 1．生命維持管理装置の消毒及び洗浄等

D． 特記事項
1．医師の決めた生命維持管理装置の操作条件及び薬剤の投与量等に従い、臨床工学技士はこれらの条件等の設定及び変更を行う。こうした指示については操作前に医師から受ける指示の他、操作中の指示についても、できる限り具体的に受けなければならない。
2．治療開始前に、生命維持管理装置の操作に必要な薬剤・治療材料及び使用する機器等の操作条件（監視条件を含む）の確認を医師から受けている場合であっても、業務を遂行するに当たり機器等の操作に関して疑義のある点については治療に先立ち、改めて医師の最終確認を受けなければならない。
3．身体に直接針を穿刺して行う血管からの採血及び血管内への輸血等を、臨床工学技士は行ってはならない。血管カテーテルが単独で留置されている場合にあっても同様である。
4．麻酔薬の使用及び医療ガスの供給を伴う機器に関する業務については特に注意を払うものとする。
5．手術室業務の対象となる機器は、麻酔の際に使用する人工呼吸器、人工心肺

装置，補助循環装置，除細動器等の業務の必要性に応じて使用する生命維持管理装置である。

ICU での業務

A．治療開始前
1．使用する生命維持管理装置の保守点検及びその記録
○ 2．使用する生命維持管理装置（回路等を含む）の確認
3．使用する生命維持管理装置（回路等を含む）の準備
4．使用する生命維持管理装置の組立及び回路の洗浄・充填
○ 5．使用する生命維持管理装置の操作に必要な薬剤・治療材料の確認
6．使用する生命維持管理装置の操作に必要な薬剤・治療材料の準備
○ 7．使用する生命維持管理装置の操作条件（監視条件を含む）の確認
○ 8．使用する生命維持管理装置の始業点検

B．治療開始から終了まで
◎ 1．生命維持管理装置の操作条件及び監視条件の設定及び変更

C．治療終了後
1．生命維持管理装置の消毒及び洗浄等

D．特記事項
1．医師の決めた生命維持管理装置の操作条件及び薬剤の投与量等に従い，臨床工学技士はこれらの条件等の設定及び変更を行う。こうした指示については操作前に医師から受ける指示の他，操作中の指示についても，できる限り具体的に受けなければならない。
2．治療開始前に，生命維持管理装置の操作に必要な薬剤・治療材料及び使用する機器等の操作条件（監視条件を含む）の確認を医師から受けている場合であっても，業務を遂行するに当たり機器等の操作に関して疑義のある点については治療に先立ち，改めて医師の最終確認を受けなければならない。
3．ICU 業務の対象となる機器は，人工呼吸器，酸素療法機器，補助循環装置（IABP, ECMO），除細動器，各種監視装置等の業務の必要性に応じて使用する生命維持管理装置である。
4．NICU, CCU での業務は ICU での業務に準ずる。

高気圧治療業務

A．治療開始前
1．高気圧酸素治療の安全基準（日本高気圧環境医学会による）による高気圧治

療装置の保守点検とその記録
- ○ 2．高気圧治療装置その他必要な生命維持管理装置（回路等を含む）の確認
  3．高気圧治療装置その他必要な生命維持管理装置（回路等を含む）の準備
  4．高気圧治療に必要な生命維持管理装置の組立及び回路の洗浄
- ○ 5．高気圧治療装置その他必要な生命維持管理装置の操作に必要な薬剤・治療材料の確認
  6．高気圧治療装置その他必要な生命維持管理装置の操作に必要な薬剤・治療材料の準備
  7．監視機器，各種治療装置の変圧に対する準備等危険防止
- ○ 8．高気圧治療装置その他必要な生命維持管理装置の操作条件（監視条件を含む）の確認と連絡業務
  9．高気圧治療装置の始業点検

B． 治療開始から終了まで
- ◎ 1．高気圧治療装置その他使用する生命維持管理装置の監視条件を含む操作条件（加圧時間，加圧条件，換気条件等）の設定及び変更
  2．装置内入室者の圧変化への対応の観察と報告
  3．監視機器の監視
  4．治療中の加圧時間，加圧条件，換気条件等の経過の記録（高気圧治療装置の操作及び監視に関する記録を含む。）

C． 治療終了後
1．高気圧治療装置その他使用した生命維持管理装置の消毒及び洗浄等

D． その他
1．医師の確認を受けた加圧時及び減圧時の注意事項の説明

E． 特記事項
1．高気圧治療装置内で呼吸療法に使用する機器等他の生命維持管理装置を組合せて用いる場合は，装置内の機器の操作についても医師の指示を受けなければならない。
2．患者等の変圧に対する準備等危険防止のための身体チェックは医師が行う。
3．医師の決めた高気圧治療装置の操作条件及び薬剤の投与量等に従い，臨床工学技士はこれらの条件等の設定及び変更を行う。こうした指示については操作前に医師から受ける指示の他，操作中の指示についても，できる限り具体的に受けなければならない。
4．治療開始前に，高気圧治療装置の操作に必要な薬剤・治療材料及び使用する機器等の操作条件（監視条件を含む）の確認を医師から受けている場合であ

っても，業務を遂行するに当たり機器等の操作に関して疑義のある点については治療に先立ち，改めて医師の最終確認を受けなければならない。
5．身体に直接針を穿刺して行う血管からの採血及び血管内への輸血等を，臨床工学技士は行ってはならない。血管カテーテルが単独で留置されている場合にあっても同様である。

その他の治療関係業務

IABP

A．治療開始前
1．IABP装置の保守点検とその記録
○ 2．IABPに必要な治療材料及び薬剤の確認
3．IABPに必要な治療材料及び薬剤の準備
4．IABP装置の組立
○ 5．IABPの操作条件（監視条件を含む）の確認
○ 6．IABP装置その他使用する生命維持管理装置の始業点検

B．治療開始から終了まで
○ 1．IABP装置の気体供給器側の送気回路の体外部分の末端部のあらかじめ接続用に身体に設置されたカテーテルの接続部分への接続又はカテーテルの接続部分からの除去
◎ 2．IABP装置の操作条件及び監視条件の設定及び変更
3．IABP装置に必要な監視機器の監視
4．IABP装置の操作及び監視に関する記録

C．治療終了後
1．IABP装置の消毒及び洗浄等

D．その他
1．カテーテルの身体内への挿入・固定又は身体からの除去は医師が行う。

除細動器

A．治療開始前
1．除細動器の保守点検とその記録
○ 2．使用する除細動器の確認
3．使用する除細動器の準備
○ 4．除細動器の使用に際し，必要な治療材料および薬剤の確認

5．除細動器の使用に際し，必要な治療材料および薬剤の準備
○　6．除細動器の操作条件（監視条件を含む）の確認
○　7．除細動器の始業点検
　B．治療開始から終了まで
◎　1．除細動器の操作条件（電圧，通電時間等）及び監視条件の設定及び変更
　　2．監視機器の監視
　　3．除細動器の操作及び監視に関する記録
　C．治療終了後
　　1．除細動器の消毒及び洗浄等
　D．特記事項
　　1．通電用（刺激）電極を身体に接触させ，保持し又は接続した後固定することは医師が行う。（身体からの除去にあっても同様である。）
　　2．注射等により身体に対して直接行う薬剤の投与を臨床工学技士は行ってはならない。

ペースメーカー

　A．治療開始前
　　1．体外式ペースメーカーの保守点検とその記録
○　2．使用する体外式ペースメーカーの確認
　　3．使用する体外式ペースメーカーの準備
○　4．体外式ペースメーカー装着に必要な治療材料と薬剤の確認
　　5．体外式ペースメーカー装着に必要な治療材料と薬剤の準備
○　6．体外式ペースメーカーの操作条件（監視条件を含む）の確認
○　7．体外式ペースメーカーの始業点検
　B．治療開始から終了まで
○　1．体外式ペースメーカーの刺激を発する機器部分側の先端部のあらかじめ接続用に身体に設置されたカテーテルへの接続又はカテーテルからの除去
◎　2．体外式ペースメーカーの操作条件及び監視条件の設定及び変更
　　3．監視機器の監視（心内心電図，刺激閾値等）
　　4．体外式ペースメーカーの操作及び監視に関する記録
　C．治療終了後
　　1．体外式ペースメーカーの消毒及び洗浄等
　D．特記事項
　　1．ペースメーカーの電極の身体への接続又は身体からの除去は医師が行う。

保守点検関連業務

A. 日常の保守点検業務
1. 業務に関連した機器の定期点検（安全性と性能）と記録
2. 機器の日常的なトラブル（不具合）の調査と対処
3. 故障時の点検と応急処置（一次サービス）
4. 修理完了時の再点検と記録
5. 新規購入機器の安全性・性能の調査・評価
6. 機器の受入試験（安全性と性能）と記録

安全点検の実際

漏れ電流測定，接地線抵抗測定，エネルギー漏れ測定，アラーム作動性点検など

性能点検の実際

それぞれの機器の基本性能の点検と調整

B. その他
1. 機器の保守点検に必要な機器と設備との整合性の調査及び設備の整備の企画等への参加
2. 機器の保守点検に必要な機器安全管理に関する他の医療職種との合同勉強会等への参加

演習問題解答

1 章

- 【1】 本文 1.1.2〔1〕参照
- 【2】 本文 1.1.2〔2〕参照
- 【3】 本文 1.1.2〔3〕参照
- 【4】 本文 1.1.4〔1〕参照
- 【5】 本文 1.1.4〔1〕参照
- 【6】 本文 1.1.5〔1〕参照
- 【7】 本文 1.1.5〔1〕参照
- 【8】 本文 1.1.5〔2〕参照
- 【9】 本文 1.1.5〔2〕参照
- 【10】 本文 1.1.6 項参照
- 【11】 本文 1.1.6 項参照
- 【12】 本文 1.2.1〔1〕参照
- 【13】 本文 1.2.1〔2〕参照
- 【14】 本文 1.2.3 項参照
- 【15】 本文 1.2.5〔1〕参照

2 章

【1】 a, c, d　【2】 a, d　【3】 b, c　【4】 b　【5】 a, c, e
【6】 c　【7】 b　【8】 a, e　【9】 1, 2, 3　【10】 5, 2, 3, 1, 4
【11】 b, d　【12】 a〜e 全て

4 章

【1】 4　【2】 2, 3　【3】 1, 4, 5　【4】 1, 5　【5】 3
【6】 4, 5　【7】 2　【8】 3, 4　【9】 4　【10】 5　【11】 3
【12】 5

索　　引

【あ】

アイントーフェン	67
アウェンブルガー	52
アスクレピアデス	46
アスクレピオス	43
アディソン	53
アブルカシム	47
アルキゲネス	46
アル・ラージ	47
アレタエウス	46

【い】

医業	138
医行為	138,143
イサーク・ユダエウス	47
医師	130,135～138
医事課	129,167
医疾令	92
医師の具体的な指示	
	134,150,152,185,190
医師の指示	
	133,145,152,153,156
医師のできる限り詳細な	
指示	190
医事紛争	84
医心方	61
一次予防	4
イブン・シナ	47
医療過誤	84,148
医療関係者	128,151
医療関係職種	134,159
医療機器	173
医療事故	84
医療従事者	63
医療法	170
医療法人	34
医療保険制度	173

【う】

ヴィダール反応	55
ウィルヒョウ	54
ヴェザリウス	50
ウェーバー	54
ウェルズ	56

【え】

衛生主管部局	129
エムペドクレス	43
エラジストラトス	46
エールリッヒ	58

【お】

オスラー	58,119

【か】

介護保険制度	173
開設者	33
解体新書	62
化学療法	58
学校集団	8
学校保健	30
カノン	47
下部機構	11
ガル	53
ガルバーニ	52
ガレノス	46
カレン	51
環境衛生関係営業	29
環境許容値	31
看護学教育	94～96
看護師	
	130,133,135,137,139
看護師的認識	116
看護的治療	104,116
看護の歴史	88

【き】

看護法	57
監視	154
監視装置	147
患者への説明	153
癌の告知	114
管理者	34
気管カニューレ	157,191
気管切開	146
気管内挿管	146,157,191
危険因子	4
記述疫学	5
北里柴三郎	55
救急救命士	
	131,136,141
救急救命処置	132,141
業務	130,145,185
業務指針	150,153,156,189
業務独占	11,137,147
近代看護	89

【く】

具体的な指示	155,157
クリューヴェイエ	53
グレーヴス	53
クレデ	54
グレフェ	54

【け】

経由事務	10
ゲスネル	49
血液浄化装置	146,188
欠格事由	136,168
血管カテーテルが単独で	
留置	192,193,195,198
ケルスス	46
健康増進	4

健康度	12	
健康の定義	12	
健康保険	35	
健康保険制度	57	
現物給付	36	

【こ】

公害健康被害補償法	32
合計特殊出生率	16
公衆衛生	1, 57
公衆衛生行政	7
公衆衛生の定義	2
厚生労働大臣が指定した 臨床工学技士養成所	161, 163, 164, 179
抗生物質	61
黄帝	42
高度管理医療機器	173
国際看護協会	111
国際赤十字社	89
国民医療費	77
国民平均寿命	73
国家資格制度	129
国家試験	166, 177
国家試験受験資格	159
コッホ	55
ゴルツ	54
コルドス	49
コンラッド	49

【さ】

採血	140, 143, 149, 153, 158, 190
サレルノ医学校	47
産業保健	30
サンクトリウム	51
三次予防	4

【し】

死因	76
死因別死亡率	13
ジェンナー	52
シェーンライン	53
歯科医師の具体的な指示	134
志賀潔	55
刺激電極	149, 199
試験	135, 179
試験委員	167, 179, 182, 188
死生観	112, 119
自然治癒力	104
市町村保健センター	10
実験医学序説	55
実験疫学	5
疾病構造	20
指定基準	161, 163, 165
指定試験機関	167, 180
シデナム	51
自動化総合検診	7
死亡率	12
シーボルト	62, 93
シャント	146, 188
周産期死亡	14
集団検診	6
受験資格	136, 179
受託事務	10
出生率	16
術野側のカニューレ	193
ジュネーヴ宣言	80
守秘義務	80, 153
シュワン	54
純再生産率	16
職域集団	8
食品保健	29
人工呼吸装置	118, 145, 188
人工心肺装置	118
人工透析装置	118
人口動態統計	16
人口の高齢化	20
新生児死亡率	13
身体からの血液又は気体の抜き取り	149, 153, 190
身体側のカニューレ	147, 193
身体への血液,気体又は薬剤の注入	149, 153, 190
身体への電気的刺激の負荷	149, 153, 190
心電図検査	131, 140, 147
人痘法	52
神農	42
塵肺	31
診療所	33
診療の補助	105, 130, 139, 143, 148, 185
診療補助業務	106
診療補助行為	118

【す】

杉田玄白	62
スキンシップ	115
スコラ	47
ストークス	53

【せ】

生活衛生	29
生活習慣	4
成人病	21
精神保健	29
成人保健	26
生命維持管理装置	118, 132, 145, 177
生命維持管理装置の操作	132, 134, 141, 145, 147, 185
生命維持管理装置の保守点検	132, 141, 145, 148
生命関数	14
生命表	14
生理学的検査	131, 140, 143
世界保健機関	58
赤十字条約	90
絶対的医行為	144
説明	151, 189
セルフケア	104
潜函病	31
先端部の身体からの除去	145, 157
先端部の身体への接続	145, 157

選別的福祉	2	トルッソー	53	フェルネル	49
ゼンメルワイス	55	**【な】**		フォア	54
【そ】		ナイチンゲール	57, 89	伏義	42
早期新生児死亡率	13	ナース	99	福祉	1
総合病院	33	**【に】**		腹膜透析用カテーテル	147
総再生産率	16	二次予防	4	フック	51
相対的医行為	105, 143	日本医学会	63	フックス	49
相対的欠格事由	168, 177	日本赤十字社	93	普遍的福祉	2
粗再生産率	16	乳児死亡率	13, 72	ブラウン-セカール	55
粗死亡率	12	人間看護学	96	フラカストロ	49
ソラヌス	46	**【ね】**		プラトン	110
【た】		熱中症	31	フランクル	115
体液説	46	年齢調整死亡率	13	フリードナー	89
打診法	52	**【の】**		ブリューゲル	54
多相検診	7	脳波検査	140, 147	ブリュッケ	54
単独で留置	158	**【は】**		プルキンエ	54
単独に留置された血管カテーテル	147	廃棄物処理	29	ブルツセー	53
丹波康頼	59	梅毒	50	フルーランス	54
【ち, つ】		ハーヴェー	50	ブルンフェルス	49
地域集団	8	パスツール	55	フレミング	61
チーム医療	128, 130, 148, 150, 151, 189	秦佐八郎	61	ブロカ	54
聴診法	53	バートン	89	分析疫学	5
通電用電極	199	パラケルスス	50	**【へ】**	
【て】		パレ	50	ペッテンコーフェル	54
ディオスコリデス	46	**【ひ】**		ベッドサイドケア	117
デュナン	89	ピオリ	53	ベル	54
デュ・ボア-レイモン	54	ヒス	54	ヘルスプロモーション	4, 23
デュリンガー	54	ヒポクラテス	43	ベルナール	54
出来高払制度	36	ヒポクラテスの誓い	44	ベルハーヴェ	51
【と】		秘密	189	ヘルムホルツ	54
導出電極	146, 188	秘密を守る義務	152, 186	ヘルモント	50
登録	136, 168, 178	病院	33	ヘロフィールス	45
特異的な予防	4	ビラード	53	**【ほ】**	
特定行為	149, 152, 154, 157, 185	ビルロート	57	ボイル	50
特定保守管理医療機器	173	**【ふ】**		包括医療	99
		ブイヨー	53	保健所	9
				保健所法	9
				保健師助産師看護師法	93, 105
				ホジキン	53
				母子保健	24

索引

ホスピスケア		111
ボック		49
ホッペ-ザイラー		55
ホフマン		51
ポール		89
ボルタ		52

【ま】

前野良沢		62
マジャンディ		54
麻酔法		56
末期患者		111
マルピギー		51

【み】

ミューラー		54

【め】

名称独占	11,136,147	
名称の使用制限		186
名称の使用の停止	169,186	
メッケル		54
免許	129,136,145,159,168,177	

【も】

モートン		56
モンターグ		107
文部科学大臣が指定した学校	160,163,164,179	

【や，ゆ】

薬事法		173
有病率		15

【よ】

養成		135,159
予防活動の分類		3
予防接種		6,26

【り】

罹患率		15
リスター		57
リービッヒ		54
リューヴェンフック		51
臨床検査技師		131,135,137,140,147
臨床工学技士		96,108,111,118,132,135,137,141,145
臨床工学技士法		144,177
臨床実習		162

【る】

ルネッサンス		48
ルブナー		54

【れ】

レオナルド・ダ・ヴィンチ		49
レオニケヌス		49
レントゲン		58
レンネック		53

【ろ】

ローヴァー		51
老人医療保険制度		78
労働集団		8

【わ】

ワラー		54

【A，C】

AMHT	7
AMHTS	7
crude death rate	12

【D】

DRG（diagnosis related group）	36

【I】

IABP カテーテル	147
IFME	69

incidence rate	15

【M】

mass screening	6
ME	68
morbidity rate	15
mortality rate	12
multiphasic health screening	7

【P】

prevalence rate	15
primary prevention	4

【R，S】

risk factor	4
secondary prevention	4

【T，W】

tertiary prevention	4
threshold limited value	31
WHO	4,12,23,58

── 著者略歴 ──

江部　充（えべ　みつる）
1946年　東北大学医学部卒業
1952年　医学博士（東北大学）
1953年　東北大学医学部大学院（生理学）特別研究生，前・後期修了
1953～1955年　国立東京第2病院産婦人科および研究検査科
1955～1960年　東京都立広尾病院内科
1960～1982年　国家公務員共済組合虎の門病院臨床生理検査部兼生理学科部長，診療部主任，院長補佐
1982～1993年　日本通運東京病院院長，虎の門病院顧問（1982年～1999年）
1993～1997年　日本通運東京病院顧問
　　　（1965～1966年　マクギル大学モントリオール神経研究所（カナダ）Visiting Scientist）

緒方　剛（おがた　つよし）
1981年　東京大学医学部医学科卒業
1983年　厚生省保険局
1986年　熊本県公害部公害審査室長
1988年　厚生省健康政策局医事課
1990年　厚生省保健医療局
1995年　岩手県環境保健部長
1998年　環境庁環境保健部特殊疾病対策室長
2000年　茨城県古河保健所長
2008年　茨城県筑西保健所長
　　　現在に至る

郡司篤晃（ぐんじ　あつあき）
1965年　東京大学医学部医学科卒業
1970年　東京大学大学院医学系研究科社会医学専攻課程修了
1970年　東京女子医科大学助手，以後，講師，助教授
1975年　厚生省医務局総務課課長補佐
　　　以後，環境庁企画調整局環境保健部保健業務課，鹿児島県衛生部長，厚生省薬務局生物製剤課長，同省保健医療局健康増進栄養課長
1985年　東京大学医学部教授（保健学科保健管理学教室）
1998年　聖学院大学教授
　　　現在に至る

山田里津（やまだ　りつ）
1945年　日本赤十字社甲種救護看護養成所卒業
1946年　日本赤十字社幹部研修所卒業
1947年　国立公衆衛生院公衆衛生看護学科研究課程卒業
1947年　三重県教育民生部衛生課技師，東海北陸軍政部（GHQ）兼務
1963年　厚生省医務局看護課看護婦係長
1969年　千葉県医療技術大学校（3年課程，2年課程）次長
1974年　三井記念病院高等看護学院学院長
1980年　東京大学医学部講師
1985年　日本看護学校協議会会長
1991年　二葉看護学院学院長
　　　現在に至る

医 学 概 論（改訂版）
Introduction of Medicine
　　　　　　　　　　© Ebe, Ogata, Gunji and Yamada　1991, 2002

1991 年 8 月 20 日　初版第 1 刷発行
2002 年 4 月 26 日　第 8 刷（改訂版）発行
2010 年 3 月 20 日　第13刷（改訂版）発行

検印省略	著者代表　江　部　　　　充
	発行者　　株式会社　コロナ社
	代表者　　牛来真也
	印刷所　　新日本印刷株式会社

112-0011　東京都文京区千石 4-46-10
発行所　株式会社　コロナ社
CORONA PUBLISHING CO., LTD.
Tokyo Japan
振替 00140-8-14844・電話 (03) 3941-3131 (代)
ホームページ http://www.coronasha.co.jp

ISBN 978-4-339-07124-5　　（柳生）　（製本：愛千製本所）
Printed in Japan

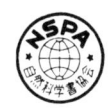

無断複写・転載を禁ずる
落丁・乱丁本はお取替えいたします

大学講義シリーズ

(各巻A5判，欠番は品切です)

配本順	書名	著者	頁	定価
(2回)	通信網・交換工学	雁部 顕一著	274	3150円
(3回)	伝　送　回　路	古賀 利郎著	216	2625円
(4回)	基礎システム理論	古田・佐野共著	206	2625円
(6回)	電力系統工学	関根 泰次他著	230	2415円
(7回)	音響振動工学	西山 静男他著	270	2730円
(10回)	基礎電子物性工学	川辺 和夫他著	264	2625円
(11回)	電　磁　気　学	岡本 允夫著	384	3990円
(12回)	高電圧工学	升谷・中田共著	192	2310円
(14回)	電波伝送工学	安達・米山共著	304	3360円
(15回)	数値解析（1）	有本　卓著	234	2940円
(16回)	電子工学概論	奥田 孝美著	224	2835円
(17回)	基礎電気回路（1）	羽鳥 孝三著	216	2625円
(18回)	電力伝送工学	木下 仁志他著	318	3570円
(19回)	基礎電気回路（2）	羽鳥 孝三著	292	3150円
(20回)	基礎電子回路	原田 耕介著	260	2835円
(21回)	計算機ソフトウェア	手塚・海尻共著	198	2520円
(22回)	原子工学概論	都甲・岡共著	168	2310円
(23回)	基礎ディジタル制御	美多　勉他著	216	2520円
(24回)	新電磁気計測	大照　完他著	210	2625円
(25回)	基礎電子計算機	鈴木 久喜他著	260	2835円
(26回)	電子デバイス工学	藤井 忠邦著	274	3360円
(27回)	マイクロ波・光工学	宮内 一洋他著	228	2625円
(28回)	半導体デバイス工学	石原　宏著	264	2940円
(29回)	量子力学概論	権藤 靖夫著	164	2100円
(30回)	光・量子エレクトロニクス	藤岡・小原・齊藤共著	180	2310円
(31回)	ディジタル回路	高橋　寛他著	178	2415円
(32回)	改訂回路理論（1）	石井 順也著	200	2625円
(33回)	改訂回路理論（2）	石井 順也著	210	2835円
(34回)	制　御　工　学	森　泰親著	234	2940円
(35回)	新版 集積回路工学（1） ―プロセス・デバイス技術編―	永田・柳井共著	270	3360円
(36回)	新版 集積回路工学（2） ―回路技術編―	永田・柳井共著	300	3675円

以下続刊

電気機器学　中西・正田・村上共著	電気・電子材料　水谷 照吉他著
半導体物性工学　長谷川英機他著	情報システム理論　長谷川・高橋・笠原共著
数値解析（2）　有本　卓著	現代システム理論　神山 真一著

定価は本体価格＋税5％です。
定価は変更されることがありますのでご了承下さい。

図書目録進呈◆

電気・電子系教科書シリーズ

(各巻A5判)

- ■編集委員長　高橋　寛
- ■幹　　　事　湯田幸八
- ■編集委員　　江間　敏・竹下鉄夫・多田泰芳
　　　　　　　　中澤達夫・西山明彦

配本順		書名	著者	頁	定価
1.	(16回)	電気基礎学	柴田尚志・皆藤新二 共著	252	3150円
2.	(14回)	電磁気学	多田泰芳・柴田尚志 共著	304	3780円
3.	(21回)	電気回路Ⅰ	柴田尚志 著	248	3150円
4.	(3回)	電気回路Ⅱ	遠藤　勲・鈴木靖郎 共著	208	2730円
6.	(8回)	制御工学	下西二郎・奥平鎮正 共著	216	2730円
7.	(18回)	ディジタル制御	青木立幸・西堀俊幸 共著	202	2625円
8.	(25回)	ロボット工学	白水俊次 著	240	3150円
9.	(1回)	電子工学基礎	中澤達夫・藤原勝幸 共著	174	2310円
10.	(6回)	半導体工学	渡辺英夫 著	160	2100円
11.	(15回)	電気・電子材料	中澤達夫・押山・森田・藤原服部 共著	208	2625円
12.	(13回)	電子回路	須田健二 共著	238	2940円
13.	(2回)	ディジタル回路	伊原充博・若海弘夫・吉沢昌純・室山真徳 共著	240	2940円
14.	(11回)	情報リテラシー入門	山賀 進 著	176	2310円
15.	(19回)	C++プログラミング入門	湯田幸八 著	256	2940円
16.	(22回)	マイクロコンピュータ制御プログラミング入門	柚賀正光・千代谷慶 共著	244	3150円
17.	(17回)	計算機システム	春日健・舘泉雄治 共著	240	2940円
18.	(10回)	アルゴリズムとデータ構造	湯田幸八・伊原充博 共著	252	3150円
19.	(7回)	電気機器工学	前田勉・新谷邦弘 共著	222	2835円
20.	(9回)	パワーエレクトロニクス	江間　敏・高橋勲 共著	202	2625円
21.	(12回)	電力工学	江間　敏・甲斐隆章 共著	260	3045円
22.	(5回)	情報理論	三木成彦・吉川英機 共著	216	2730円
24.	(24回)	電波工学	松田豊稔・宮田克正・南部幸久 共著	238	2940円
25.	(23回)	情報通信システム(改訂版)	桑原裕史・植松唯史 共著	206	2625円
26.	(20回)	高電圧工学	岡本　達・月原　孝 共著	216	2940円

以下続刊

5. 電気・電子計測工学　西山・吉沢共著　　23. 通信工学　竹下・吉川共著

定価は本体価格＋税5％です。
定価は変更されることがありますのでご了承下さい。

図書目録進呈◆

バイオテクノロジー教科書シリーズ

(各巻A5判)

■編集委員長　太田隆久
■編集委員　相澤益男・田中渥夫・別府輝彦

配本順			頁	定価
1.	生命工学概論	太田隆久著		近刊
2.(12回)	遺伝子工学概論	魚住武司著	206	2940円
3.(5回)	細胞工学概論	村上浩紀・菅原卓也共著	228	3045円
4.(9回)	植物工学概論	森川弘道・入船浩平共著	176	2520円
5.(10回)	分子遺伝学概論	高橋秀夫著	250	3360円
6.(2回)	免疫学概論	野本亀久雄著	284	3675円
7.(1回)	応用微生物学	谷 吉樹著	216	2835円
8.(8回)	酵素工学概論	田中渥夫・松野隆一共著	222	3150円
9.(7回)	蛋白質工学概論	渡辺公綱・小島修二共著	228	3360円
10.	生命情報工学概論	相澤益男他著		
11.(6回)	バイオテクノロジーのためのコンピュータ入門	中村春木・中井謙太共著	302	3990円
12.(13回)	生体機能材料学 —人工臓器・組織工学・再生医療の基礎—	赤池敏宏著	186	2730円
13.(11回)	培養工学	吉田敏臣著	224	3150円
14.(3回)	バイオセパレーション	古崎新太郎著	184	2415円
15.(4回)	バイオミメティクス概論	黒田裕久・西谷孝子共著	220	3150円
16.(15回)	応用酵素学概論	喜多恵子著	192	3150円
17.(14回)	天然物化学	瀬戸治男著	188	2940円

定価は本体価格+税5％です。
定価は変更されることがありますのでご了承下さい。

図書目録進呈◆

再生医療の基礎シリーズ
― 生医学と工学の接点 ―

(各巻B5判)

コロナ社創立80周年記念出版
〔創立1927年〕

■編集幹事　赤池敏宏・浅島　誠
■編集委員　関口清俊・田畑泰彦・仲野　徹

配本順			頁	定価
1.（2回）	再生医療のための**発生生物学**	浅島　誠編著	280	4515円
2.（4回）	再生医療のための**細胞生物学**	関口清俊編著	228	3780円
3.（1回）	再生医療のための**分子生物学**	仲野　徹編	270	4200円
4.（5回）	再生医療のためのバイオエンジニアリング	赤池敏宏編著	244	4095円
5.（3回）	再生医療のためのバイオマテリアル	田畑泰彦編著	272	4410円

バイオマテリアルシリーズ

(各巻A5判)

			頁	定価
1.	**金属バイオマテリアル**	塙　隆夫・米山　隆之共著	168	2520円
2.	**ポリマーバイオマテリアル** ―先端医療のための分子設計―	石原一彦著	154	2520円
3.	**セラミックバイオマテリアル**	岡崎正之・山下　仁・大編著	210	3360円
	尾坂明義・石川邦夫・大槻主税 井奥洪二・中村美穂・上高原理暢　共著			

定価は本体価格+税5％です。
定価は変更されることがありますのでご了承下さい。

図書目録進呈◆

ＭＥ教科書シリーズ
（各巻B5判）

■（社）日本生体医工学会編
■編纂委員長　佐藤俊輔
■編纂委員　稲田　紘・金井　寛・神谷　瞭・北畠　顕・楠岡英雄
　　　　　　戸川達男・鳥脇純一郎・野瀬善明・半田康延

	配本順			頁	定価
A-1	（2回）	生体用センサと計測装置	山越・戸川共著	256	4200円
A-2	（16回）	生体信号処理の基礎	佐藤・吉川・木竜共著	216	3570円
B-1	（3回）	心臓力学とエナジェティクス	菅・高木・後藤・砂川編著	216	3675円
B-2	（4回）	呼　吸　と　代　謝	小野功一著	134	2415円
B-3	（10回）	冠循環のバイオメカニクス	梶谷文彦編著	222	3780円
B-4	（11回）	身体運動のバイオメカニクス	石田・廣川・宮崎・阿江・林 共著	218	3570円
B-5	（12回）	心不全のバイオメカニクス	北畠・堀 編著	184	3045円
B-6	（13回）	生体細胞・組織のリモデリングの バイオメカニクス	林・安達・宮崎共著	210	3675円
B-7	（14回）	血液のレオロジーと血流	菅原・前田共著	150	2625円
B-8	（20回）	循環系のバイオメカニクス	神谷　瞭編著	204	3675円
C-1	（7回）	生体リズムの動的モデルとその解析 ―ＭＥと非線形力学系―	川上　博編著	170	2835円
C-2	（17回）	感　覚　情　報　処　理	安井湘三編著	144	2520円
C-3	（18回）	生体リズムとゆらぎ ―モデルが明らかにするもの―	中尾・山本共著	180	3150円
D-1	（6回）	核医学イメージング	楠岡・西村監修 藤林・田口・天野共著	182	2940円
D-2	（8回）	Ｘ線イメージング	飯沼・舘野編著	244	3990円
D-3	（9回）	超　　音　　波	千原國宏著	174	2835円
D-4	（19回）	画像情報処理（Ｉ） ―解析・認識編―	鳥脇純一郎編著 長谷川・清水・平野共著	150	2730円
D-5	（22回）	画像情報処理（Ⅱ） ―表示・グラフィックス編―	鳥脇純一郎編著 平野・森共著	160	3150円
E-1	（1回）	バイオマテリアル	中林・石原・岩崎共著	192	3045円

E-3	(15回)	人工臓器（Ⅱ） ―代謝系人工臓器―	酒井清孝編著	200	3360円
F-1	（5回）	生体計測の機器とシステム	岡田正彦編著	238	3990円
F-2	(21回)	臨床工学(CE)と ME機器・システムの安全	渡辺　敏編著	240	4095円

以下続刊

A	生体電気計測	山本尚武編著	A	生体用マイクロセンサ	江刺正喜編著
A	生体光計測	清水孝一著	C-4	脳磁気とME	上野照剛編著
D-6	MRI・MRS	松田・楠岡編著	E	電子的神経・筋制御と治療	半田康延編著
E	治療工学（Ⅰ）	橋本・篠原編著	E	治療工学（Ⅱ）	菊地眞編著
E-2	人工臓器（Ⅰ） ―呼吸・循環系の人工臓器―	井街・仁田編著	E	生体物性	金井寛著
E	細胞・組織工学と遺伝子	松田武久著	F	地域保険・医療・福祉情報システム	稲田紘編著
E	医学・医療における情報処理とその技術	田中博著	F	福祉工学	土肥健純編著
F	病院情報システム	石原謙著			

ヘルスプロフェッショナルのための
テクニカルサポートシリーズ

（各巻B5判）

■編集委員長　星宮　望
■編集委員　髙橋　誠・德永恵子

配本順			頁	定価
1．	ナチュラルサイエンス （CD-ROM付）	髙橋　誠 但野　茂 和田龍彦 有田清三郎 共著		
2．	情報機器学	髙橋　誠 永田　啓 共著		
3．(3回)	在宅療養のQOLとサポートシステム	德永恵子編著	164	2730円
4．(1回)	医用機器Ⅰ	田村俊世 山越憲一 村上肇 共著	176	2835円
5．(2回)	医用機器Ⅱ	山形仁編著	176	2835円

定価は本体価格＋税5％です。
定価は変更されることがありますのでご了承下さい。

図書目録進呈◆

臨床工学シリーズ

（各巻A5判，欠番は品切です）

- ■監　　　修　（社）日本生体医工学会
- ■編集委員代表　金井　寛
- ■編集委員　伊藤寛志・太田和夫・小野哲章・斎藤正男・都築正和

配本順　　　　　　　　　　　　　　　　　　　頁　定　価
1. (10回)　医 学 概 論（改訂版）　江 部　　　 充他著　220　2940円
5. (1回)　応　 用　 数　 学　　西 村 千 秋著　238　2835円
6. (14回)　医 用 工 学 概 論　　嶋 津 秀 昭他著　240　3150円
7. (6回)　情　 報　 工　 学　　鈴 木 良 次他著　268　3360円
8. (2回)　医 用 電 気 工 学　　金 井　　 寛他著　254　2940円
9. (11回)　改訂 医 用 電 子 工 学　松 尾 正 之他著　288　3465円
11. (13回)　医 用 機 械 工 学　　馬 渕 清 資著　152　2310円
12. (12回)　医 用 材 料 工 学　　堀 内　　孝 共著　192　2625円
　　　　　　　　　　　　　　　　 村 林　　俊
13. (15回)　生 体 計 測 学　　　金 井　　 寛他著　268　3675円
20. (9回)　電気・電子工学実習　　南 谷 晴 之著　180　2520円

以 下 続 刊

- 4. 基　 礎　 医　 学 III　玉置 憲一他著
- 14. 医 用 機 器 学 概 論　小野 哲章他著
- 16. 生体機能代行装置学 II　太田 和夫他著
- 18. 臨 床 医 学 総 論 I　岡島 光治他著
- 22. 医 用 機 器 安 全 管 理 学　小野 哲章他著
- 10. 生　 体　 物　 性　多氣 昌生他著
- 15. 生体機能代行装置学 I　都築 正和他著
- 17. 医 用 治 療 機 器 学　斎藤 正男他著
- 21. システム・情報処理実習　佐藤 俊輔他著

定価は本体価格＋税5％です。
定価は変更されることがありますのでご了承下さい。

図書目録進呈◆